Crawley   Der Schlüssel zum Biorhythmus

Jacyntha Crawley

# Der Schlüssel zum
# Biorhythmus

**Aus dem Englischen von
Susanne Reichert**

IRISIANA

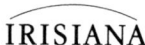

# IRISIANA

Eine Buchreihe herausgegeben von
Margit und Rüdiger Dahlke

Die Originalausgabe erschien unter dem Titel
*The Biorhythm Book*
bei Eddison Sadd Editions 1996
Text © Jacyntha Crawley 1996

Für *Alice Howard und Linda Morris*

HINWEIS: Die Informationen in diesem Buch wurden nach bestem
Wissen gegeben. Biorhythmen erleichtern das Leben, ersetzen
aber nicht die übliche Gesundheitsvorsorge oder notwendige
medizinische Maßnahmen. Die Autorin, die Redaktion und der
Verlag können für Fehler, die sich aus der Anwendung dieser
Informationen ergeben, nicht verantwortlich gemacht werden.

© der deutschsprachigen Ausgabe
Heinrich Hugendubel Verlag, München 1996
Alle Rechte vorbehalten

Umschlaggestaltung: Zembsch' Werkstatt München
Satz: SatzTeam Berger, Ellenberg
Produktion:
Grafo S. A., Spanien (Buch)
Mandarin Offset Ltd. (Drehscheibe)
MSC Packaging Ltd., England (Schachtel)

ISBN 3-88034-898-7

# Inhalt

# Einführung

»Ein jegliches hat seine Zeit, und alles Vorhaben unter dem
    Himmel hat seine Stunde:
geboren werden hat seine Zeit, sterben hat seine Zeit; pflanzen
    hat seine Zeit, ausreißen, was gepflanzt ist, hat seine Zeit;…
weinen hat seine Zeit, lachen hat seine Zeit; klagen hat seine
    Zeit, tanzen hat seine Zeit …«

Der Prediger Salomo, 3. Kapitel

Jedes Ding hat seine Zeit. Der menschliche Körper weiß das. Er ist Biorhythmen sowie anderen regelmäßigen Zyklen unterworfen, auch denen, die von Tag und Nacht, Sonne und Mond beeinflußt werden.

Haben Sie schon einmal Vergangenes Revue passieren lassen und sich dabei gedacht, daß manche Entscheidungen vielleicht nicht ganz richtig waren? Oder daß wahrscheinlich Sie einen Unfall verursacht haben? Oder daß Sie sich erkältet haben, weil sie nicht genug auf Ihre Gesundheit geachtet haben? Oder daß Sie Streit angefangen haben zu einem Zeitpunkt, der Ihnen jetzt leid tut? Sie sind sicher zu dem Schluß gekommen, daß es bestimmte Tage und Ereignisse gegeben hat, die Ihr Leben – vielleicht dramatisch – verändert oder beeinflußt haben, während Sie vielleicht etwas ganz anderes erreichen wollten. Dann wird es Zeit, daß Sie etwas über Ihre Biorhythmen erfahren – die Lebenszyklen, die in uns allen ablaufen und uns und unsere Reaktionen beeinflussen.

Das Biorhythmus-Rad, das diesem Buch beiliegt, erleichtert es Ihnen, die körperlichen, seelischen und geistigen Zyklen zu verfolgen. Sie finden Hinweise zur Interpretation dieser Zyklen und erfahren, wie diese Ihr Alltagsleben beeinflussen. Dieses Buch enthält auch Tips, Informationen und Ratschläge, wie Sie Unfälle vermeiden können und mit aufregenden Zeiten zurechtkommen. Beim Studium Ihrer Biorhythmen lernen Sie potentiell schwierige Zeiten zu umgehen.

Wissenschaftlich wurden Biorhythmen erstmals um die Jahrhundertwende erfaßt und werden wahrscheinlich noch eine ganze Zeitlang Kontroversen auslösen. Sie haben jedoch viele berühmte Anhänger, darunter Prinz Charles. Ich bin überzeugt, daß wir mit Biorhythmen, wenn wir sie überlegt und in Verbindung mit anderen Heilmethoden anwenden, uns und andere besser verstehen, und daß sie zu einem lohnenderen, ausgeglicheneren Leben beitragen können.

### Biorhythmen in meinem Leben

Mein Vater war Rosenkreuzer und versuchte uns etwas über Yoga und Biorhythmen beizubringen. Doch nur wenige Teenager hören auf verbürgte Weisheiten, besonders wenn sie von den Eltern kommen. Mein Haupteinwand gegen Biorhythmen war: Das klingt zu schön, um wahr zu sein! Ein »doppelt kritischer Tag« jedoch brachte mich zum Nachdenken. An jenem Tag bewegte ich mich »automatisch«, konnte mich also nicht mehr daran erinnern, daß ich hinter einem Bus hervortrat, ohne nach rechts und links zu schauen. Beinahe hätte mich ein Auto überfahren. Heute weiß ich, daß das Gefühl von Irrealität, das ich empfand, der kurzzeitige Verlust des Kurzzeitgedächtnisses oder fehlende Aufmerksamkeit, charakteristisch für solche doppelt kritischen Tage sind. [Anm. d. Übersetzerin: Kritische Tage, auch Übergangstage genannt, sind die, an denen die Zykluskurve die Zeitachse schneidet. Sie sind nicht kritisch im Sinn von verhängnisvoll oder unheilbringend.] Später erstellte ich umständlich und anhand komplizierter Berechnungen mein Rhythmogramm – damals gab es noch kein Biorhythmus-Rad –

und entdeckte, daß sich mein Beinahe-Unfall an einem doppelt kritischen Tag ereignet hatte.

Ich fing an, von allen möglichen Leuten begeistert Daten von Geburten, Todesfällen, Operationen und Unfällen zu sammeln (was ich heute noch tue). 1980 gründete ich *The London Biorhythm Company* und entwickelte ein einfaches Do-it-Yourself-Kit (und später das Biorhythmus-Rad), das die Berechnung der Biorhythmen erleichtern sollte. Mit dieser immer noch umständlichen Methode arbeitete ich mich durch Biographien und veröffentlichte Tagebücher. Die meisten Ereignisse fügten sich erwartungsgemäß in die Biorhythmus-Theorie ein, von deren Gültigkeit ich allmählich immer mehr überzeugt war. Ich hoffe, Sie werden es auch sein. Erst in der abschließenden Analyse können Sie beurteilen, ob Biorhythmen etwas für Sie sind.

## Biorhythmen in Ihrem Leben

Leser leisten einen entscheidenden Beitrag für die Zukunft von Biorhythmus-Studien. Alle angeführten Beispiele sind gründlich erforscht worden und in den meisten Fällen öffentlichen Unterlagen entnommen. Außerdem sind die Erfahrungen von Hunderten von »Normalbürgern« ein wertvoller Teil unserer Forschungen geworden. Sie füllten Fragebögen aus, in denen das genaue Datum eines jeden Ereignisses und das Geburtsdatum der betreffenden Person in Beziehung zueinander gebracht wurden.

Man kann sich leicht daran gewöhnen, in Biorhythmen zu denken. Üben Sie dies mit dem vorliegenden Biorhythmus-Set, und bald geht es in Ihr Unterbewußtes über, und Sie tun es ganz automatisch.

Der erste, der Biorhythmen beobachtete und aufzeichnete, war der Arzt Dr. Wilhelm Fließ aus Berlin. Er sagte, es werde wohl noch 100 Jahre dauern, bis dieses Thema anerkannt würde. Das vorliegende Buch feiert den hundertsten Geburtstag von Fließ' Buch, denn 1996 jährt sich der Geburtstag der Entdeckung der Biorhythmen zum hundertsten Mal.

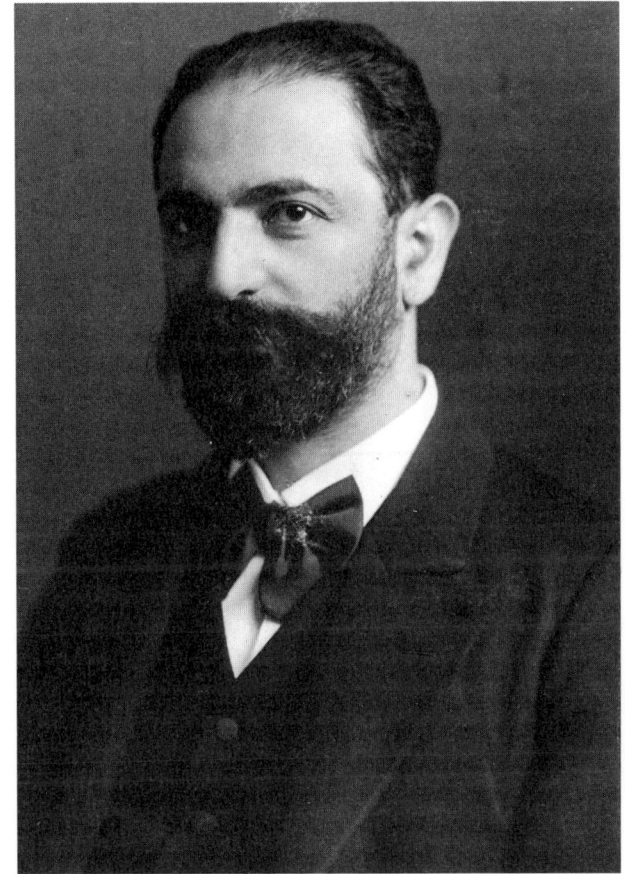

Dr. Wilhelm Fließ beobachtete als einer der ersten Biorhythmen und zeichnete sie auf.

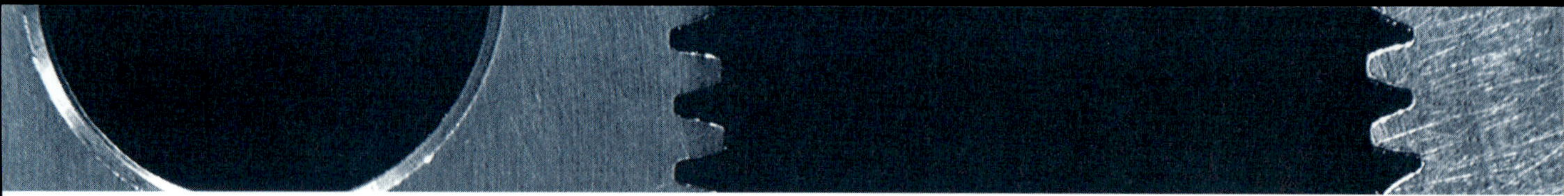

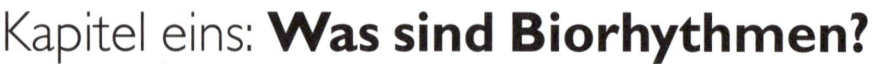

Kapitel eins: **Was sind Biorhythmen?**

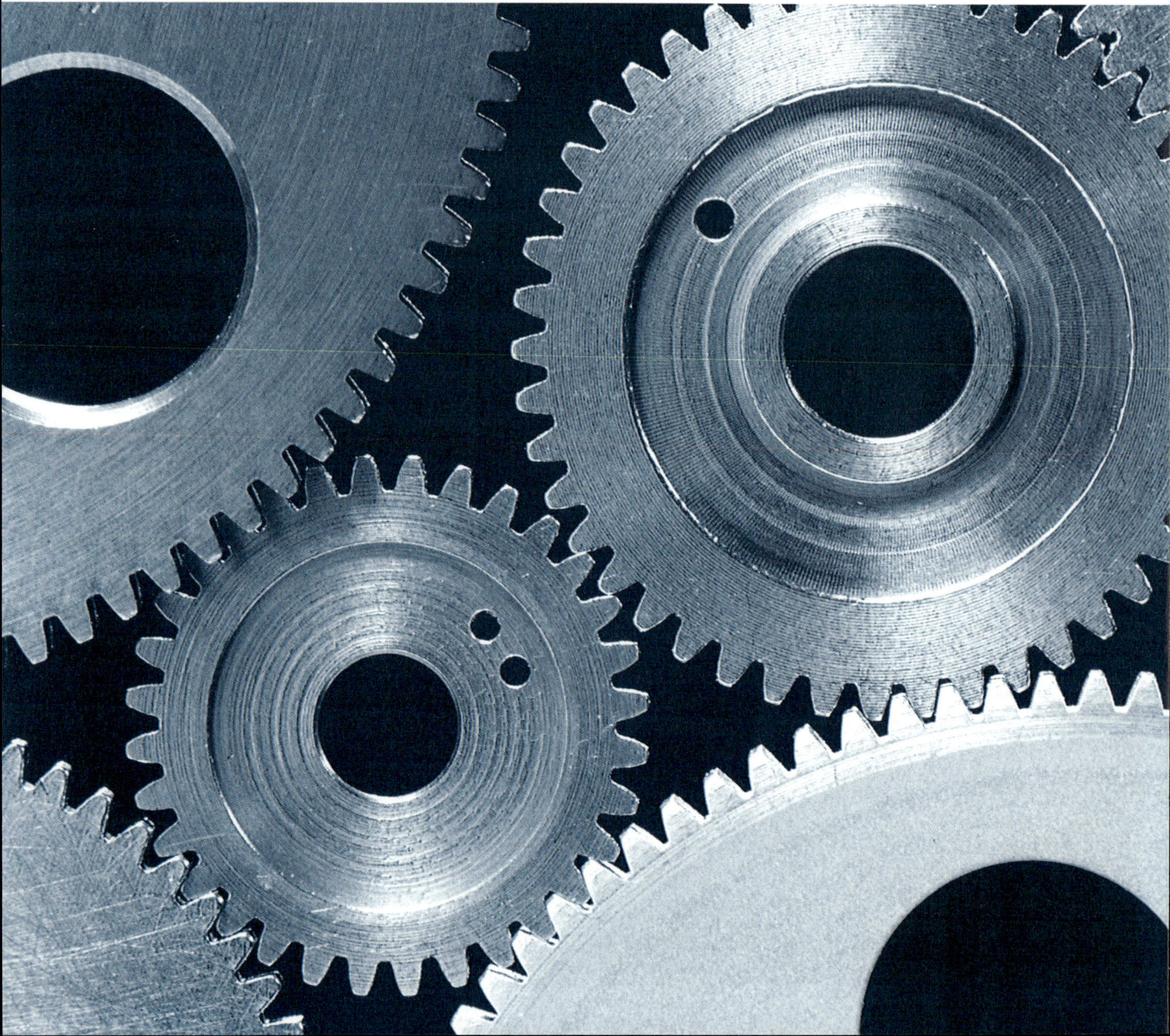

# Lebensrhythmen

Biorhythmen sind drei natürliche, regelmäßige Zyklen in unserem Körper, die sich körperlich, seelisch und geistig auf uns auswirken. Wenn Sie über Ihre Biorhythmen Bescheid wissen, können Sie Ihre Lebensqualität entscheidend verbessern. Das hat viele Vorteile. Mit dem Verständnis für Ihre Biorhythmen lernen Sie, sich selbst zu verstehen. Wenn Sie wissen, wann Ihre kritischen Tage sind, können Sie Streß und das Risiko für Unfälle und Erkrankungen verringern und sich dadurch wiederum viele Unannehmlichkeiten und Enttäuschungen im Leben ersparen. Sie können Biorhythmen auch auf andere Menschen anwenden und so lernen, toleranter mit ihnen umzugehen.

Ihre Biorhythmus-Zyklen beginnen mit Ihrer Geburt. Der erste Tag im Leben ist also ein dreifach kritischer Tag,

ein KKK-Tag, in Zahlen ausgedrückt 1-1-1. Bei der Geburt beginnen alle drei Zyklen auf der Zeitachse (oder Null-Linie) und steigen dann an. KKK-Tage gibt es nicht so oft; im Durchschnitt fällt auf siebeneinhalb Jahre nur ein einziger KKK-Tag, das heißt acht während eines Biorhythmus-Lebens.

Biorhythmen weisen auf vorhandene Anlagen hin, sie können nichts voraussagen. Sie sagen uns, wann wir ein Hoch und wann ein Tief haben oder besonders anfällig sind. Diese Zyklen laufen innerhalb unseres Körpers ab und können deshalb nur unser Potential widerspiegeln.

Wie wir Biorhythmen einsetzen, hängt ganz von unserer Persönlichkeit und den Umständen ab. Sie werden es merken, wenn Sie sich auf Ihre eigenen Biorhythmen eingestimmt haben.

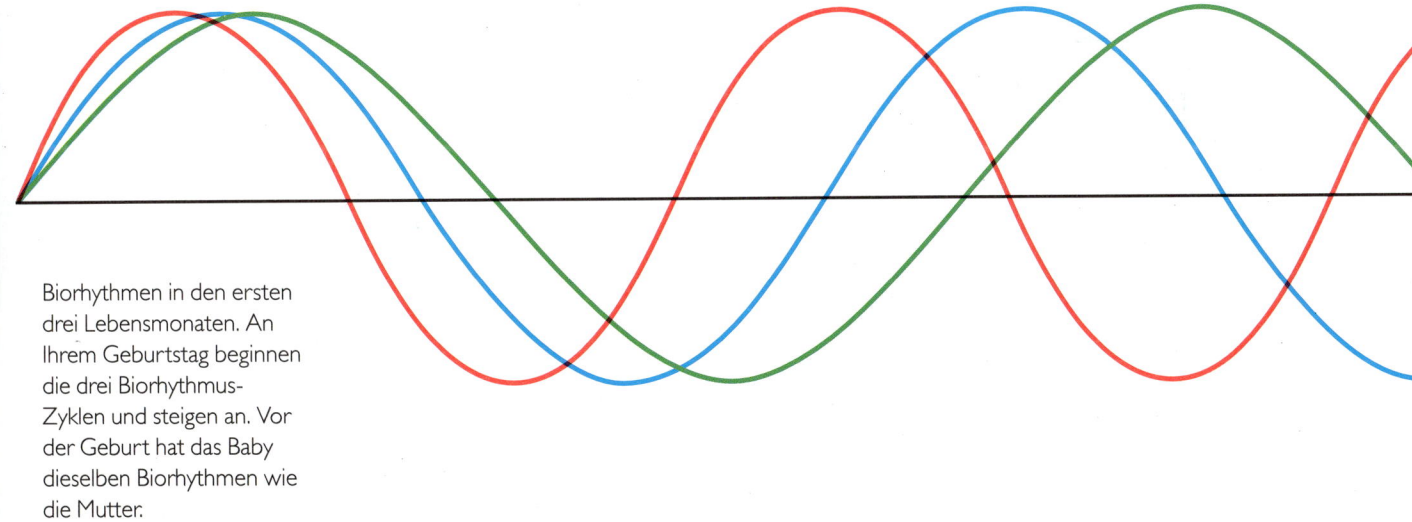

Biorhythmen in den ersten drei Lebensmonaten. An Ihrem Geburtstag beginnen die drei Biorhythmus-Zyklen und steigen an. Vor der Geburt hat das Baby dieselben Biorhythmen wie die Mutter.

# Was ist eine Welle?

Die drei Biorhythmus-Zyklen werden normalerweise als Sinuswellen dargestellt, von denen jede eine bestimmte Zeit vom höchsten bis zum tiefsten Punkt braucht und umgekehrt. Erreicht ein Zyklus den Höchststand, verstärken sich seine Merkmale; ist er auf dem Tiefststand, baut der Körper wieder Energiereserven für den nächsten Zyklus auf.

Kreuzt ein Zyklus die mittlere horizontale Linie, nennt man das kritischen Tag (siehe Seite 12). Wir sind dann in dem/den entsprechenden Zyklus/Zyklen besonders anfällig. Statistisch betrachtet sind wir an kritischen Tagen bis zu fünfmal anfälliger für Unfälle. Kreuzen zwei oder (manchmal) drei Zyklen zusammen die Zeitachse, sorgen die daraus resultierenden doppelt oder dreifach kritischen Tage für noch mehr Beunruhigung.

## Die Zyklen
Den drei Zyklen – dem körperlichen, dem seelischen und dem geistigen – werden nach internationaler Übereinkunft bestimmte Farben zugeordnet.

### Der körperliche Biorhythmus (rot)
Dieser Zyklus dauert dreiundzwanzig Tage. Er reguliert Körperkraft, Energie, Durchhaltevermögen, Sexualtrieb, Vertrauen, Ehrgeiz, Widerstand gegen und Erholung von Krankheiten und die Intensität der Stoffwechseltätigkeit. Bei Männern ist dies normalerweise der dominierende Zyklus. Forschungen in den USA in den 70er Jahren haben bewiesen, daß dieser Biorhythmus-Zyklus mit dem autonomen Nervensystem in Verbindung steht. Bei späteren Studien fand man heraus, daß der körperliche Biorhythmus auch mit der Ausschüttung des Hormons Melatonin zusammenhängt.

Ein kritischer Tag: wenn irgendein Zyklus die mittlere horizontale Linie kreuzt. An kritischen Tagen sollte man vorsichtig und bedacht handeln.

Aufsteigender kritischer Tag: Die Auswirkungen des kritischen Tages betreffen nur diesen Tag.

Absteigender kritischer Tag: Die Auswirkungen dauern gewöhnlich zwei Tage an.

Die besten Zeiten: Hochphasen bei zwei oder drei Zyklen, besonders wenn sie sich nicht überlagern. Günstig für sportliche Leistungen, erhöhte Kreativität und effektive Entscheidungen. Hochs bei zwei Zyklen sorgen für Ausgewogenheit.

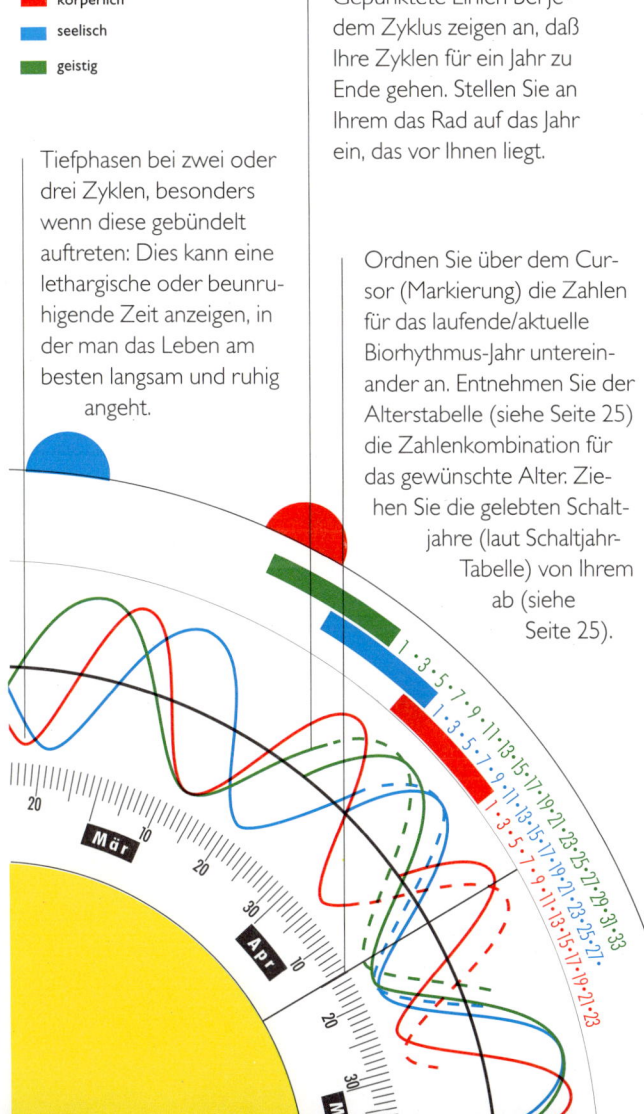

Tiefphasen bei zwei oder drei Zyklen, besonders wenn diese gebündelt auftreten: Dies kann eine lethargische oder beunruhigende Zeit anzeigen, in der man das Leben am besten langsam und ruhig angeht.

Gepunktete Linien bei jedem Zyklus zeigen an, daß Ihre Zyklen für ein Jahr zu Ende gehen. Stellen Sie an Ihrem das Rad auf das Jahr ein, das vor Ihnen liegt.

Ordnen Sie über dem Cursor (Markierung) die Zahlen für das laufende/aktuelle Biorhythmus-Jahr untereinander an. Entnehmen Sie der Alterstabelle (siehe Seite 25) die Zahlenkombination für das gewünschte Alter. Ziehen Sie die gelebten Schaltjahre (laut Schaltjahr-Tabelle) von Ihrem ab (siehe Seite 25).

### Der seelische Biorhythmus (blau)

Dieser Zyklus dauert achtundzwanzig Tage. Er hängt mit den Höhen und Tiefen unserer Gefühle, Nerventätigkeit und -reaktionen, Sensibilität, Einfühlungsvermögen, Kreativität, Zuneigung, Depression und dem Unbewußten zusammen. Früher nannte man ihn (im englischen Sprachraum, Anm. d. Übersetzerin) den »Sensitivity-Zyklus«, der vorwiegend bei Frauen und kreativen Menschen wie klassischen Musikern, Tänzern, Schriftstellern und Künstlern beobachtet wurde. Die Forscher haben die physiologische Ursache für diesen Zyklus noch nicht finden können.

### Der geistige Biorhythmus (grün)

Dieser Zyklus dauert dreiunddreißig Tage. Er steuert die Intelligenz, das Gedächtnis, geistige Gewandtheit, logisches Denken, intellektuelle Reaktionen, intellektuelles Streben und – wenn er in der Niedrigphase ist – die Intuition. Forscher in Japan sind der Ansicht, daß dieser Zyklus in einer bestimmten Weise mit den Absonderungen der Schilddrüse und anderer verwandter Drüsen zusammenhängt.

## Ein Rhythmogramm

Ihr Rhythmogramm besteht aus Hoch-Tagen (allgemein gesprochen, guten Tagen), Tief-Tagen (normalerweise durchschnittlichen Tagen) und kritischen Tagen (potentiell schwankenden Tagen, an denen das Leben anscheinend eher Sie in der Hand hat als umgekehrt).

Im großen und ganzen ist das beste Biorhythmus-Muster dasjenige, bei dem zwei beliebige Zyklen eine Hochphase haben und der dritte eine Tiefphase. Das sorgt für überdurchschnittlichen Elan, aber auch für eine gewisse Ausgeglichenheit. Mit der Ausgelassenheit in einer dreifachen Hochphase kann man anderen leicht auf die Nerven gehen.

# Kritische Tage

Kritische Tage fallen auf den ersten Tag und in die Mitte jedes Zyklusses. Die Beobachtung von kritischen Tagen um 1890 führte zur Biorhythmus-Theorie. Der bekannte Berliner Arzt Dr. Wilhelm Fließ erfaßte als einer der ersten Biorhythmen (siehe Seite 101), weil ihm Tausende von kritischen Tagen bei seinen Patienten auffielen. Später kam er darauf, daß sich die Zyklen graphisch darstellen ließen, wenn man zum Tag der Geburt zurückrechnete. Auf den kritischen Tagen basiert die Biorhythmus-Theorie.

Kritische Tage fallen auf den Tag unserer Geburt, der beim Baby ein dreifach kritischer Tag (KKK) und bei natürlichen Geburten bei der Mutter meistens ein kritischer Tag ist; an kritischen Tagen können Krankheiten auftreten oder in eine kritische Phase treten. Oft stirbt an einem solchen Tag jemand auch eines natürlichen Todes.

Mit etwas Übung und durch Beobachten können Sie wahrscheinlich voraussagen, wann Ihre Freunde kritische Tage haben.

## Kritische Tage in den drei Zyklen

Die kritischen Tage im körperlichen, seelischen und geistigen Zyklus wirken sich unterschiedlich auf uns aus, je nach dem Stand der beiden anderen Biorhythmen. Es gibt siebenundzwanzig wichtige Biorhythmus-Kombinationen, die gesondert behandelt werden (siehe Seiten 26–39). Wenn Sie deren Besonderheiten verstehen, können Sie sich und andere besser verstehen. Sie können auch verhindern, daß sich eine Situation verschlimmert oder ein Unglück passiert. Dann verläuft Ihr Leben reibungsloser, und Sie brauchen nicht so oft zu sagen: »Hätte ich doch bloß.«

## Körperlich kritischer Tag

- Die Reaktionen sind merklich langsamer.
- Erhöhtes Unfallrisiko aufgrund zu großen Selbstvertrauens. Möglicherweise bricht eine Krankheit aus, angefangen bei normaler Erkältung bis hin zu Herzinfarkt. Lassen Sie Routineoperationen möglichst nicht an kritischen Tagen, besonders nicht an körperlich kritischen Tagen, vornehmen, und wählen Sie stattdessen Zyklen mit steigender Tendenz oder Hochphase.
- Natürliche Geburten gibt es oft an körperlich kritischen Tagen.

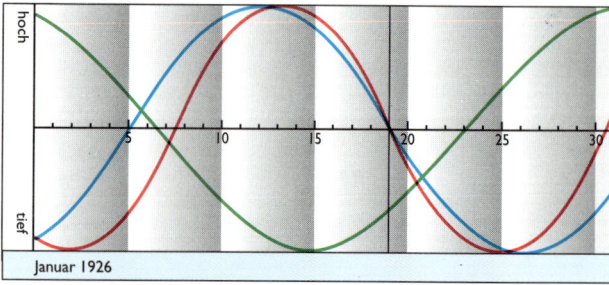

Fallstudie: **Harold Abrahams, 19. Januar 1926**

Harold Abrahams, geboren am 15. Dezember 1899, war ein Olympialäufer, dessen Karrierebeginn in »Die Stunde des Siegers« verfilmt wurde. Nachdem er eine Olympiamedaille gewonnen hatte, brach er sich ein Bein beim Weitspringen und konnte daraufhin nie mehr an Wettkämpfen teilnehmen. Dies geschah an einem körperlich und seelisch kritischen Tag, während sein geistiger Zyklus eine Tiefphase hatte.

## Seelisch kritischer Tag

- An diesem Tag sind Menschen emotional sehr verletzlich. Gefühle und Nerven liegen bloß.
- Seelisch kritische Tage in Verbindung mit Hoch- und Tiefphasen dieses Zyklus fallen immer auf den Wochentag, an dem die betreffende Person geboren wurde. Sie können Ihre Reaktionen selbst kritisch betrachten, um herauszufinden, wann Ihr seelisch kritischer Tag ist.
- Die Wehen setzen bei etwa fünfzig Prozent der natürlichen Geburten an einem seelisch kritischen Tag ein, besonders wenn die Mutter ein ängstlicher Mensch ist.

## Geistig kritischer Tag

- An diesem Tag reagieren Sie geistig langsam und oft unzuverlässig oder ängstlich.
- Vermeiden Sie es, wichtige Entscheidungen zu treffen. Entspannen Sie sich und warten Sie auf bessere Tage.
- An diesen kritischen Tagen sind Sie meist unkonzentriert, geistesabwesend und neigen zu groben Fehleinschätzungen.
- Tendenz zu geistiger »Blödheit«
- Mütter über vierunddreißig bringen eventuell an einem geistig kritischen Tag ein Kind zur Welt.

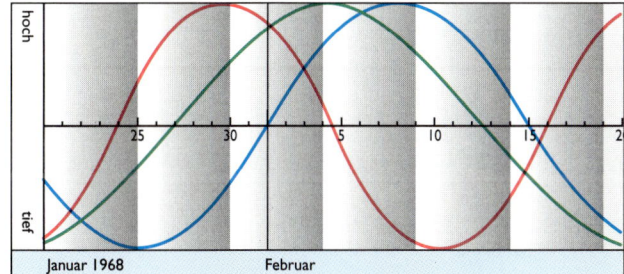

Fallstudie: **Priscilla Presley**, *1. Februar 1968*

Priscilla Presley, geboren am 24. Mai 1945, heiratete einen der größten Superstars der Welt, Elvis Presley. Am 1. Februar 1968 kam ihre Tochter Lisa Marie zur Welt. Natürliche Geburten fallen oft auf einen seelisch kritischen Tag. Priscillas und Lisa Maries Rhythmogramme passen seelisch 100 Prozent zusammen, es könnte deshalb öfter Streit zwischen ihnen geben (siehe Seite 44).

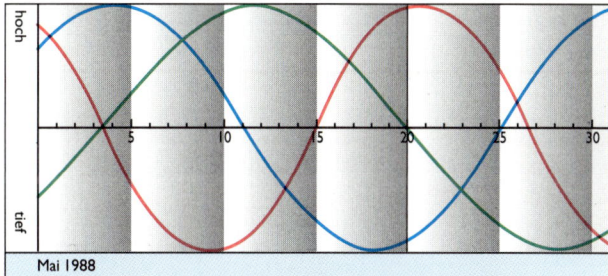

Fallstudie: **Peter O'Toole**, *20. Mai 1988*

Der Schauspieler Peter O'Toole wurde am 2. August 1933 geboren. Er setzte sich über einen amerikanischen Gerichtsentscheid hinweg und versteckte seinen fünfjährigen Sohn Lorcan am 20. Mai 1988. Das Hoch seines körperlichen Zyklus gab ihm das Vertrauen, aktiv zu werden, aber ein geistig kritischer Tag führte zu einer irrationalen Entscheidung, was hohe gerichtliche Geldstrafen für ihn zur Folge hatte.

13

# Doppelt kritische Tage

Das sind Tage, an denen zwei Biorhythmus-Zyklen gleichzeitig die mittlere Null-Linie schneiden. Die Zyklen können hierbei in dieselbe oder die entgegengesetzte Richtung verlaufen. Die Auswirkungen dauern unter Umständen länger als einen Tag an. In einem durchschnittlichen Biorhythmus-Jahr gibt es zwischen neun und elf doppelt kritische Tage oder, anders gesagt, weniger als einen pro Monat. Da sie aber oft gehäuft auftreten, ist dies nur ein annähernder Wert.

Lassen sich die sichtbaren Auswirkungen von kritischen Tagen als kurze, heftige Schocks für Körper, Seele und Geist bezeichnen, so sollten Sie an doppelt kritischen Tagen beachten, daß Ihr inneres »Stromleitungssystem« überhitzt ist und »Kurzschlüsse« auslöst. Merkwürdige, unzusammenhängende Botschaften schießen Ihnen blitzartig durch den Kopf. Sie beeinträchtigen Ihr Urteilsvermögen und Ihre Wahrnehmung, und Sie können nicht so klar denken.

An doppelt kritischen Tagen ist es, als ob Sie schwächende, chaotische Zeiten durchlebten, und wahrscheinlich fragen Sie sich: Warum ich? Warum gerade jetzt? Ich bin sicher, wir alle kennen dieses Gefühl, daß das Leben uns über den Kopf wächst.

Sobald Sie jedoch gemerkt haben, daß die Ursache für diese Erschütterungen höchstwahrscheinlich Ihre Biorhythmen sind, können Sie alles wieder im rechten Licht sehen. Es ist sehr beruhigend zu wissen, daß Sie nicht »ausrasten« werden, sondern bald wieder eine bessere Phase haben. Genau mit dieser wirklich unschätzbar wertvollen Information lassen sich besonders unangenehme Zeiten überstehen, besonders dann, wenn Sie zu

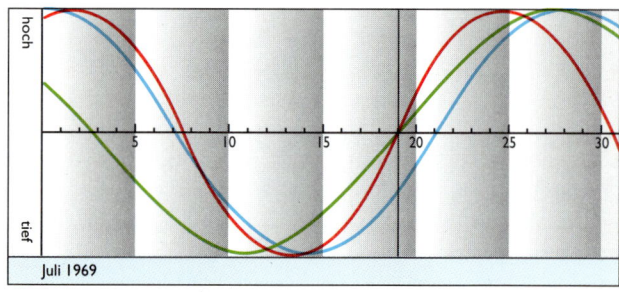

Fallstudie: **Senator Edward Kennedy, *19. Juli 1969***

Senator Kennedy, geboren am 22. Februar 1932, muß mit den tragischen Folgen des Unfalls leben, der sich in Chappaquiddick, Massachusetts, ereignete. Eines frühen Morgens kam sein Wagen auf einer Brücke von der Fahrbahn ab und stürzte ins Wasser. Dabei ertrank eine junge Frau. Sein Rhythmogramm ist besonders interessant. Es war ein doppelt kritischer Tag im körperlichen und geistigen Zyklus mit einem Tief im seelischen Zyklus (KTK). Die Zeit vor dem 19. Juli war eine dreifache Tiefphase, die zehn Tage – also die maximale Zeitspanne – andauerte.

Depressionen neigen. Leider nimmt die Zahl der Selbstmorde zu. Das Wissen um die Biorhythmen kann Sie dabei unterstützen, anderen Menschen in Zeiten zu helfen, zu denen sie besonders anfällig sind.

Wenn Sie an einem doppelt kritischen Tag oder dem hin und wieder eintretenden dreifach kritischen Tag aufwachen, haben Sie wahrscheinlich keine große Lust aufzustehen. Das hört sich wie eine Binsenwahrheit an, ist es aber nicht. Es ist nur allzu wahr. Je nach individuellem Temperament, persönlichen Umständen und den beteiligten kritischen Tagen fühlen Sie sich möglicherweise träge, lethargisch, langsam und mürrisch, so als hätten Sie einen Kater, unsicher oder deprimiert, beleidigt und verärgert, manisch, ziemlich aggressiv oder desorientiert.

Welche Gefühle auch immer vorherrschen – sie hängen mit Ihrem tiefsten Bewußtsein zusammen. Da Blockaden fehlen (ein Merkmal von doppelt kritischen Tagen), kamen sie an die Oberfläche, und das ist einer der Gründe, weshalb wir den Tag nicht besonders gern angehen. Tief im Innern wissen wir, daß es unter Umständen schwierig sein wird, mit diesen ungebändigten Gefühlen von Unsicherheit in uns umzugehen.

Auch wenn es nicht unserem Wesen entspricht, werden wir immer selbstbezogener, je weiter sich der doppelt kritische Tag hinzieht. Dieses bemerkenswerte Merkmal von doppelt kritischen Tagen können Sie auch an anderen beobachten. Schwieriger ist es, sich selbst objektiv zu beurteilen. Anscheinend begreifen wir, daß das Leben aus der Bahn geraten könnte, und ein offensichtlicher Überlebensinstinkt erwacht in uns. Alles, was ich an doppelt kritischen Tagen tue, scheint von dem Gedanken »ich, ich, ich« beherrscht zu sein. Dadurch läßt sich erklären, warum wir mit doppelt kritischen Tagen mehr Negatives als Positives assoziieren. Ungefähr ein Drittel der doppelt kritischen Tagen läßt sich wahrscheinlich damit erklären, daß wir Innenschau betreiben.

Wir alle kennen die Situation, wenn jemand ein Team oder ein Familienereignis sprengt, indem er aussteigt und »sein Ding macht« oder wütend wird. Solche Egotrips hängen ziemlich sicher mit einem doppelt kritischen Tag zusammen.

Doppelt kritische Tage kommen in einer der folgenden Zweierkombinationen von Biorhythmen vor:

HKK TKK    KHK KTK    KKH KKT

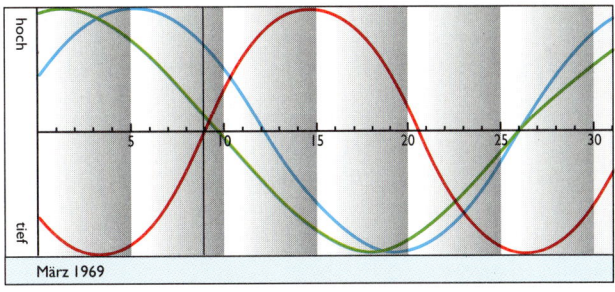

März 1969

**Fallstudie: Jim Morrison, *9. März 1969***

Der amerikanische Rockstar Jim Morrison, geboren am 8. Dezember 1943, war ein instabiler Mensch. Am 9. März 1969 entblößte er sich vor 12000 Zuschauern auf der Bühne und wurde von der Polizei von Miami festgenommen. Seine Karriere erlitt nach diesem Ereignis einen Dämpfer. Beachten Sie, daß am 9. März 1969 der Biorhythmus KHK aufwies, also ein doppelt kritischer Tag im körperlichen und geistigen Zyklus, zusammen mit einem Hoch im seelischen Zyklus. An einem doppelt kritischen Tag dominiert die »doppelt kritischen Phase« immer den dritten Zyklus. Vergleichen Sie Jim Morrisons Rhythmogramm (oben) (KHK) mit dem von Senator Kennedy (KTK) (gegenüberliegende Seite). Durch ihr eigenes Handeln gaben sie ihrem Leben unwiderruflich eine andere Richtung.

(Jim Morrison starb in Paris am 3. Juli 1971 unter ungeklärten Umständen, vermutlich an einem Herzinfarkt. Seine Biorhythmen für den 30. Juni 1971 waren ähnlich wie die von Menschen, die Selbstmord begehen.)

Die Auswirkungen der beiden kritischen Tage setzen den dritten Biorhythmus immer außer Kraft.

In der Praxis heißt das, daß bei jeder dieser Kombinationen ähnliche Ereignisse stattfinden und die Position des dritten Zyklus unter diesen Umständen vergleichsweise unwichtig ist, da er sich nicht so intensiv auswirkt.

## Aufsteigende kritische Tage

An diesen kritischen Tagen bewegt sich die Kurve aufwärts. Das nennt man einen aufsteigenden kritischen Tag. Der Effekt eines solchen Tages hält normalerweise nur diesen einen Tag lang an, denn die Richtung Hochphase ansteigende Kurve stimmt Sie eher positiv.

## Absteigende kritische Tage

Im körperlichen und geistigen Zyklus dauern die Wirkungen von absteigenden kritischen Tagen zwei Kalendertage lang an; aus nahe beieinander liegenden absteigenden kritischen Tagen werden unter Umständen bis zu fünf aufeinanderfolgende kritische Tage, obwohl dies unüblich ist. Häufiger sind zwei oder vier aufeinanderfolgende kritische Tage.

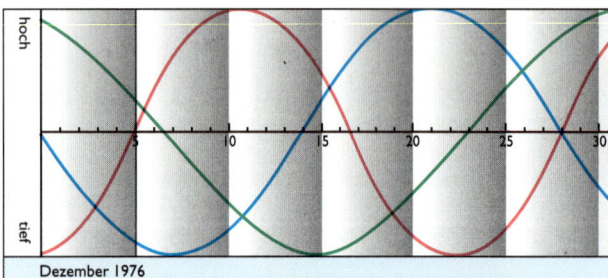

Fallstudie: **Dorothy Tutin,** *5. Dezember 1976*

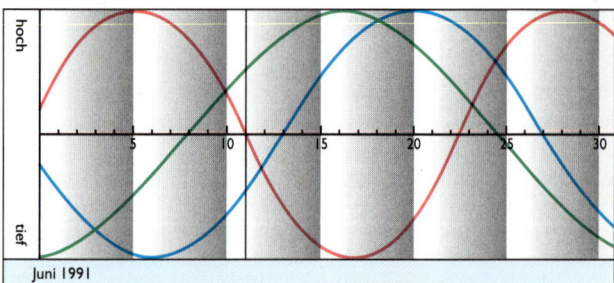

Fallstudie: **König Hussein von Jordanien,** *11. Juni 1991*

Die britische Schauspielerin Dorothy Tutin, geboren am 8. April 1930, rief in einer Fernsehshow am 5. Dezember 1976 zu Geldspenden für wohltätige Zwecke auf. Während der Show fiel sie von einem Kamel und brach sich einen Wirbel. Das war an einem kritischen Tag in ihrem körperlichen Biorhythmus-Zyklus (KTH), einem Tag, der mit Reitunfällen zusammenhängt (siehe Seite 87). Deshalb geben Reiter in dieser Zeit besonders acht auf ihre Gesundheit. Die Kurve war aufsteigend, daher war der Unfall nicht so schlimm wie bei absteigendem Zyklus.

König Hussein wurde am 14. November 1935 geboren. 1952 folgte er seinem Vater König Talal auf den Thron und ist seitdem König von Jordanien. Am 11. Juni 1991 wurde er wegen Herzrhythmusstörungen ins Krankenhaus eingeliefert. Das war an einem kritischen Tag in seinem körperlichen Zyklus, in Verbindung mit einem Tief im seelischen Zyklus. Sein intellektueller Zyklus (Willensstärke) war hoch und aufsteigend (KTH), und nach einer Ruhepause erholte sich König Hussein wieder und wurde ohne Befund aus dem Krankenhaus entlassen (siehe Herzinfarkte, Seite 69).

## Aufeinanderfolgende kritische Tage

Um aufeinanderfolgende kritische Tage handelt es sich dann, wenn zwei oder alle drei Zyklen die Mittellinie an Tagen kreuzen, die direkt aufeinander folgen. Am zweiten Tag macht sich das eher bemerkbar als am ersten; der dritte, vierte und fünfte Tag sind eindeutig spannungsgeladener. Zu diesem Zeitpunkt könnte Ihr Leben eine unwiderrufliche Veränderung erfahren.

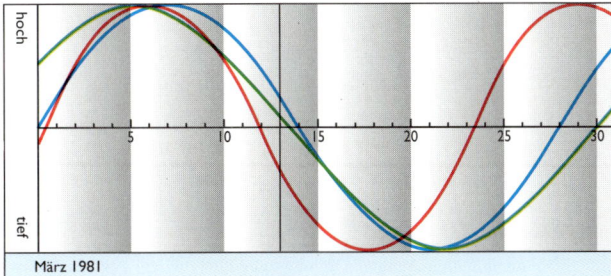

März 1981

### Fallstudie: **Richard Johnson,** *13. März 1981*

Richard Johnson, geboren am 30. Juli 1927, war führender Schauspieler der Royal Shakespeare Company. 1981 war er in Hollywood zu Probeaufnahmen für eine neue Fernsehserie. Auf dem Weg in ein Restaurant rutschte er auf einer Öllache aus, brach sich das Nasenbein und schlug sich zwei Vorderzähne aus. Er befand sich in einer Phase von drei aufeinanderfolgenden kritischen Tagen: Der 12. März war ein absteigender körperlich kritischer Tag mit der Wirkung eines doppelt kritischen Tages, der bis 13. März andauerte; der 13. war ein geistig und der 14. ein seelisch kritischer Tag.

## Zweifach kritischer Tag

Unter zweifach kritischem Tag versteht man einen doppelt kritischen Tag, dem unmittelbar ein kritischer Tag vorausgeht oder folgt. Diese Abfolge drängt die Wirkungen aller drei kritischen Tage in zwei Kalendertage, so daß diese *caution days* besonders dicht sind. Zum Glück passiert das nicht oft, denn in dieser Phase geschehen selten erfreuliche Dinge.

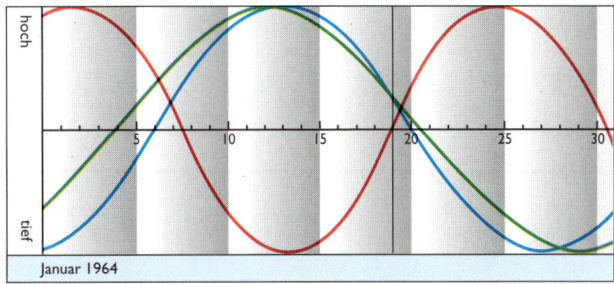

Januar 1964

### Fallstudie: **John Glenn,** *19. Januar 1964*

Der Astronaut John Glenn wurde am 18. Juli 1921 geboren. 1962 umkreiste er als erster Amerikaner in einem Raumschiff die Erde. Tief betrübt über den Tod von Präsident John F. Kennedy, schied John Glenn am 19. Januar 1964 unerwartet aus dem Raumfahrtprogramm aus, um als Senator in Ohio zu kandidieren. Das war an einem kritischen Tag im körperlichen Zyklus, und der 20. Januar war ein doppelt kritischer Tag im seelischen und geistigen Zyklus. Aufgrund seines schlechten Gesundheitszustandes zog er sich später aus dem Wahlkampf zurück.

## Merkmale der Biorhythmus-Zyklen

| Biorhythmus-Zyklus | Hoch-Tage | Tief-Tage | Kritische Tage | Tage in weniger kritischen Phasen (Hochs und Tiefs) | Anzahl der Zyklen in einem Biorhythmus-Leben (21252 Tage) |
|---|---|---|---|---|---|
| **Körperlicher Zyklus** (rot) 23 Tage | 2 bis 11 | 14 bis 23 | Tag 1 Tag 12 und 13 (**absteigende** kritische Tage) | Hoch: *Tag 7 Tief: *Tag 19 | 924 Zyklen |
| **Seelischer Zyklus** (blau) 28 Tage | 2 bis 14 | 16 bis 28 | +Tag 1 +Tag 15 | Hoch: *Tag 8 Tief: *Tag 22 | 759 Zyklen |
| **Geistiger Zyklus** (grün) 33 Tage | 2 bis 16 | 19 bis 33 | Tag 1 Tag 17 und 18 (**absteigende** kritische Tage) | Hoch: *Tag 9 Tief: *Tag 26 | 644 Zyklen |

ERKLÄRUNG DER SYMBOLE: * bedeutet: Der angegebene Tag/die angegebenen Tage ist/sind der nächstliegende Tag mit 24 Stunden.

+ bedeutet: Die Tage fallen immer auf den Wochentag, an dem die betreffende Person geboren wurde.

## Ein Biorhythmus-Leben

Ein Biorhythmus-Leben dauert 21252 Tage von der Geburt gerechnet oder achtundfünfzig Jahre und dreiundsechzig oder vierundsechzig Tage, je nach der Zahl der gelebten Schaltjahre. Ein Biorhythmus-Leben errechnet sich, indem Sie die Anzahl der Tage in jedem der drei Biorhythmus-Zyklen miteinander multiplizieren. Mit anderen Worten: 23 x 28 x 33 = 21252 Tage.

## Ein zweites Biorhythmus-Leben

Bei 21253 Tagen beginnt ein zweites Biorhythmus-Leben, und zwar mit einem KKK-Tag auf 1-1-1. Dann wiederholen sich die Muster der Biorhythmen, allerdings unter anderen Umständen als beim ersten Mal. Ein Mann, der 111 Jahre und 105 Tage gelebt hat, hat dasselbe Diagramm wie wenn er 53 Jahre und 39 Tage gelebt hätte.

# Andere Zyklen

## Sonnen- und Mondzyklen

Nirgendwo sind die Zyklen der Natur besser zusammengefaßt als im Prediger Salomo (siehe Seite 6). Biorhythmen gehören zu den vielen Zyklen, die eine starke Wirkung auf uns haben.

Daneben gibt es noch die Zirkadianrhythmen, den Mondzyklus und die Jahreszeiten. Die beiden letztgenannten üben äußere Einflüsse aus, während der Biorhythmus und der Zirkadianzyklus (teilweise) aus unserem Innern beeinflußt werden.

## Der Zirkadian-Tages-Zyklus (24-Stunden-Zyklus)

Die Sonne übt den größten Einfluß auf uns aus; ihre Gravitationsenergie hält unseren Planeten in seiner Position. Die elektromagnetische Strahlung der Sonne fördert Leben auf der Erde und versorgt uns mit Energie. Unsere ganze Zeitmessung richtet sich nach der Sonne, was sich an den Schwankungen unseres Hormon- und Mineralienspiegels ablesen läßt.

Kleine Räder treiben die Bewegung größerer Zahnräder an und regulieren sie. Ähnlich bewegen die täglichen Schwankungen des Hormon- und Mineralienspiegels unsere »biorhythmische Uhr« um einen Tag weiter. Dies wurde durch die Analyse von Urinproben bestätigt, bei der man die Ausschüttung von Hormonen und Mineralien zu verschiedenen Tageszeiten mißt. Der Zirkadianrhythmus wird gegen 4 Uhr morgens gemessen, wenn er sich auf dem niedrigsten Stand befindet.

Der Zyklus des Hormons Melatonin im Körper beträgt ungefähr fünfundzwanzig Stunden. Ohne den Einfluß der Sonne würden wir uns wahrscheinlich auf einen 25-Stunden-Tag zubewegen. Grubenarbeiter, die in einem Experiment ohne Licht und äußere Reize ausharren mußten, neigen zu einem 24,8-Stunden-Tag.

## Der Mondzyklus und die Menstruation

Zunächst sei daran erinnert, daß der 28-Tage lange emotionale Biorhythmus-Zyklus nicht direkt etwas mit dem Menstruationszyklus zu tun hat. Ich habe Unterlagen von drei Frauen, die unabhängig voneinander behaupten, ihr Menstruationszyklus dauere dreiundzwanzig Tage. Zwei von ihnen hatten früher schwere Eßstörungen. Dieses Gebiet muß noch viel gründlicher erforscht werden. Bei manchen Frauen fällt die Menstruation mit jedem dritten körperlich kritischen Tag zusammen, was alle sechsunddreißig oder siebenunddreißig Tage vorkommt.

Der Mondzyklus dauert etwa 29,4 Tage. Die durchschnittliche Anzahl von Tagen zwischen den Menstruationszyklen beträgt neunundzwanzig Tage (bei europäischen Frauen); viele vermuten einen Zusammenhang zwischen dem Mond- und dem Menstruationszyklus. Diese Hypothese entstand zu einer Zeit, als der Mond nach Sonnenuntergang die wichtigste Lichtquelle war. Bevor es Elektrizität gab, hatte er einen sehr großen Einfluß.

Der Wach- und Schlafrhythmus von Menschen, die keinerlei Stimuli ausgesetzt sind, ähnelt in seinem zeitlichen Ablauf der Umlaufbahn des Mondes um die Erde. Daraus könnte man schließen, daß ihr Körper von der Schwerkraft des Mondes beeinflußt wird. Ein Mond, der die Kraft hat, Flut und Ebbe auszulösen, muß tatsächlich eine Wirkung auf uns haben, da wir ja größtenteils aus Wasser bestehen. Bei vielen Menschen löst der Einfluß des Mondes Streß aus.

Bei der Untersuchung eines Hörspiels fand die Dramatikerin Sarah Woods Beweise für einen 28-Tage dauernden Menstruationszyklus bei Nonnen im Mittelalter. Vielleicht – aber wirklich nur vielleicht – entspricht der 28-Tages-Zyklus dem Menstruationszyklus.

Ich war nur einmal schwer krank und wurde auf dem absoluten Tiefpunkt einer dreifachen Tiefphase schnellstens in ein Krankenhaus gebracht. Nach meiner Genesung regulierte sich meine Menstruation von selbst, und zwar ganz genau nach dem Vollmond. Das ging etwa ein Jahr so, und danach kam sie – von Ausnahmen abgesehen – offensichtlich aufs Geratewohl. Ich meine, daß das wahrscheinlich mit Streß zu tun hat, daß aber die Menstruation im allgemeinen zwischen dem 28. und dem 34. Tag eintritt. In meinem Fall fiel der erste oder zweite Tag der Periode mit einem kritischen Tag im körperlichen oder seelischen Zyklus zusammen.

Es gibt also gewisse Überschneidungen, auch wenn die beiden Zyklen nicht immer unbedingt identisch sind. Der Menstruationszyklus wird durch das ausgewogene Verhältnis von mindestens fünf Hormonen reguliert, aber Forschungen haben gezeigt, daß die von weiblichen Affen abgesonderten Hormone in keinerlei Zusammenhang mit irgendeinem anderen biologischen Zyklus stehen. Soweit der heutige Stand der Forschung zu diesem Thema.

## Der 36-Tage-Zyklus

Es gibt mehrere Studien zum 36-Tage-Zyklus. Forschungen der letzten zehn Jahre am Royal London Hospital haben ergeben, daß es bei Morbus Crohn (einer schubweisen Entzündung des Magen-Darm-Traktes) einen 36-Tage-Zyklus gibt, der unabhängig vom Gehirn ist.

In der Hersey Railway Studie beobachtete Dr. Rexford B. Hersey von der Wharton School of Finance and Commerce an der Universität Pennsylvania ähnlich lange Zyklen. Zwischen 1927 bis 1954 beschäftigte er sich beruflich hauptsächlich mit Studien zu Zyklen beim Menschen. Bis zu 5000 Menschen wurden über lange Zeit überwacht, bei denen sich rückblickend ein 35- bis 36-Tages-Zyklus feststellen ließ. Könnte es einen Zusammenhang mit dem Zyklus bei Morbus Crohn geben?

Ich bin davon überzeugt, daß der 36-Tage-Zyklus in Zukunft für die Forschung richtungsweisend sein wird.

## Der Zehn-Jahres-Zyklus

Der Zehn-Jahres-Zyklus ist das Thema des Buches »Der Kalender«, das Dr. Caravias-Graas in den zwanziger Jahren dieses Jahrhunderts privat veröffentlicht hat. Entscheidende Ereignisse im Leben eines jeden Menschen ereignen sich alle zehn Jahre, und das hat sich in der Tradition der Mittelmeerländer offensichtlich erhalten, denn ich habe diesen Zyklus selbst beobachtet.

Zehn Jahre nach seinen Streitigkeiten mit Fließ im Speisesaal eines Münchner Hotels kam Freud aus einem anderen Anlaß noch einmal in diesen Raum und reagierte sehr emotional mit Angstvorstellungen (siehe »Ausgewählte Literatur«, Martin Gardner).

## Ost-West

In den östlichen Philosophien wird alles als zyklisch angesehen: die Jahreszeiten, das Leben des einzelnen, auch Geburt und Tod und die Anhäufung von Wohlstand und Macht. Allgemein kann man sagen, daß in den östlichen Philosophien die Menschen die Vergangenheit als Teil einer fortwährenden Entwicklung betrachten – als lebende Einheit. Wir im Westen leiten unser Wesen von der Geschichte ab: etwas, das vorbei, beendet, abgeschlossen ist und nicht mehr verändert werden kann. Folglich ist Zeit für westliche Menschen etwas, das sich nur in eine Richtung, und zwar vorwärts, bewegt, wie ein abgeschossener Pfeil. Diese – historisch bedingte – Sichtweise erweist sich aber als hinderlich, wenn sich Völker im Westen mit dem Begriff »Biorhythmus« vertraut machen wollen. Dieser unterschiedliche Standpunkt ist die Ursache für viele kulturelle Mißverständnisse, zeigt aber ganz klar, warum sich Japaner und andere östlich orientierte Kulturen leichter an das Konzept von Biorhythmen anpassen als wir im Westen.

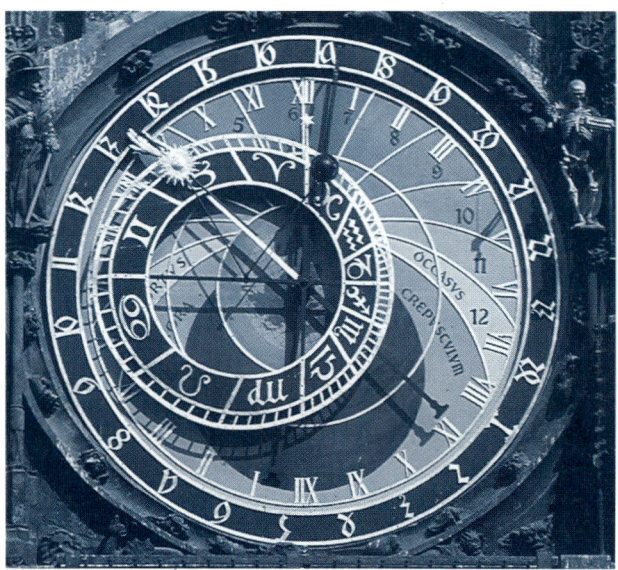

Die berühmte astronomische Uhr am Prager Rathaus, ca. 1486.

## Funktionieren Biorhythmen denn wirklich?

Wie vielen anderen Menschen fällt es auch Ihnen möglicherweise schwer, die unheimliche Regelmäßigkeit von Biorhythmen zu akzeptieren. Gewiß, bisher hat noch niemand eine zufriedenstellende Erklärung dafür gefunden, und für viele ist diese Regelmäßigkeit eher störend. Doch in der Natur gibt es viele Beispiele für äußerst präzise arbeitende biologische Uhren. Wir alle wissen, daß die meisten Pflanzen, Insekten, Fische und Tiere und die Himmelskörper zyklische Muster aufweisen, die sich ganz genau vorhersagen lassen.

In vielen Ländern haben Menschen ihre eigenen Biorhythmen regelmäßig beobachtet und bestätigt, daß diese existieren. Man betrachtet die Biorhythmik heute als eine immer interessanter werdende Wissenschaft, für deren Thesen Sie selbst die Beweise liefern.

Denken Sie an die Funktionsweise einer Uhr. Der Mechanismus hat kleine, genau aufeinander abgestimmte Räder, die größere Räder antreiben, wenn sie sie berühren. Stellen Sie sich unseren Körper als so eine Uhr vor. Ist die Zeit einmal eingestellt (bei der Geburt), läuft der Mechanismus automatisch und zuverlässig, auch wenn Sie gelegentlich mit einem Betriebsschaden rechnen müssen. Natürlich sehen manche Menschen das anders und haben eine negative Einstellung zu Biorhythmen.

Leser, die mehr über andere Meinungen zum Thema Biorhythmus erfahren wollen, finden dazu Hinweise im Abschnitt »Ausgewählte Literatur«.

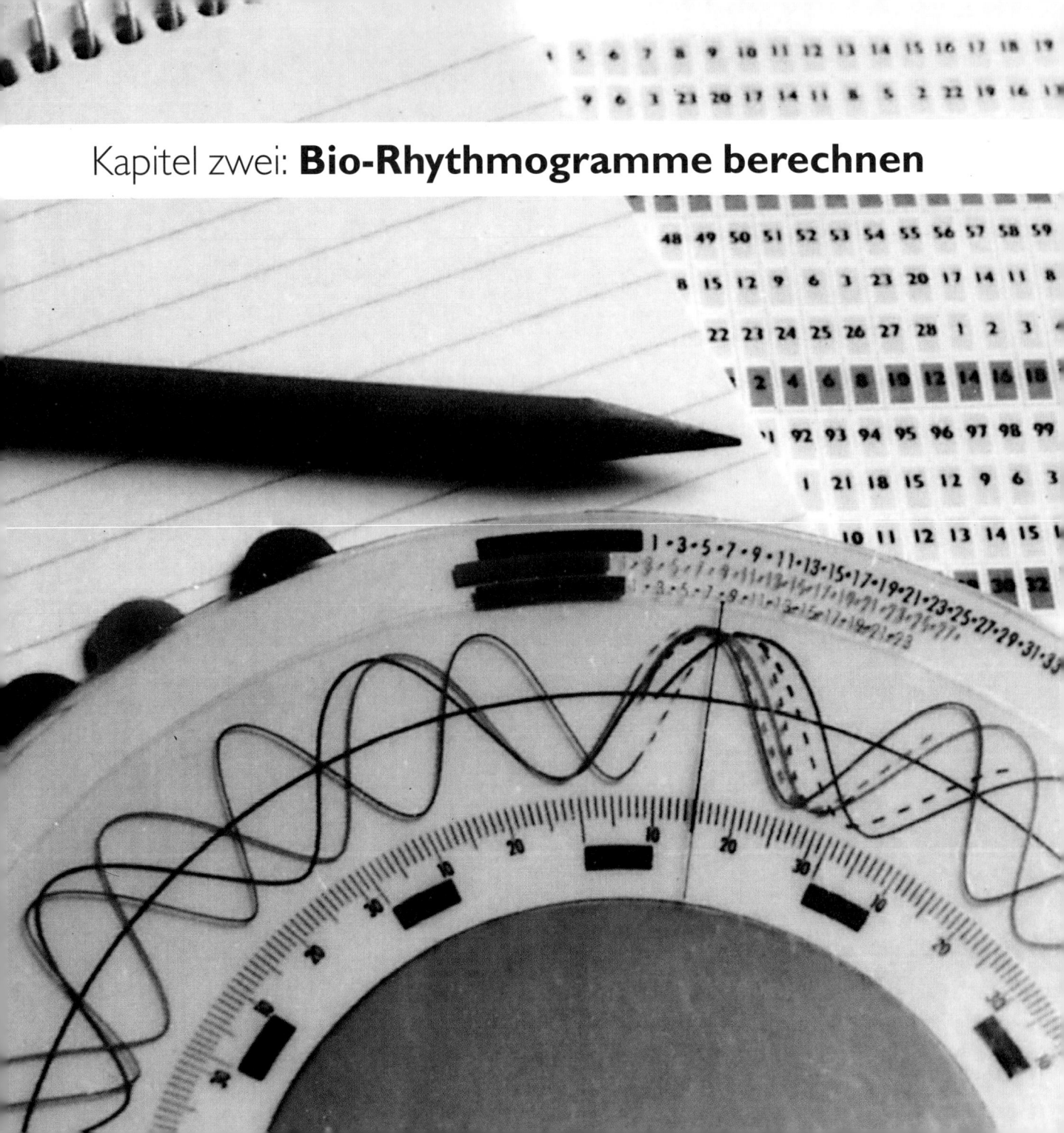

# Das Biorhythmus-Rad

Mit dem benutzerfreundlichen Biorhythmus-Rad, das diesem Buch beiliegt, lassen sich die drei wichtigen Biorhythmus-Zyklen leicht berechnen und darstellen. Sie brauchen dazu lediglich ein paar Mathematikkenntnisse. Das Rad zeigt alle Biorhythmen für Menschen jeglichen Alters an.

Wenn Sie damit regelmäßig arbeiten, können Sie Ihre individuellen Hochs und Tiefs und Ihre kritischen Tage deuten. Wenn Sie sich Ihrer eigenen Schwankungen bewußt sind, fallen sie Ihnen auch bei anderen auf, und Sie werden toleranter mit ihnen sein.

Denken Sie daran, das Rad immer von der Mitte nach außen hin abzulesen, das heißt den körperlichen Zyklus zuerst und dann den seelischen und geistigen (KSG).

Auf den nächsten beiden Seiten finden Sie ausführliche Anleitungen, wie das Rad zu benutzen ist, sowie eine Erklärung des Beispiels unten (siehe Seite 24). Mit etwas Übung können Sie schon bald Ihre eigenen Biorhythmus-Zyklen nachvollziehen. Dadurch wächst Ihr Verständnis für Sie selbst, und Sie können auch den Biorhythmus jeder beliebigen Person über das Jahr hinweg verfolgen.

Teil einer Anzeige für Paula Yates, geboren am 24. April 1960 für den 26. April 1996, erstellt am 15. April (24 minus 9 Schaltjahre).

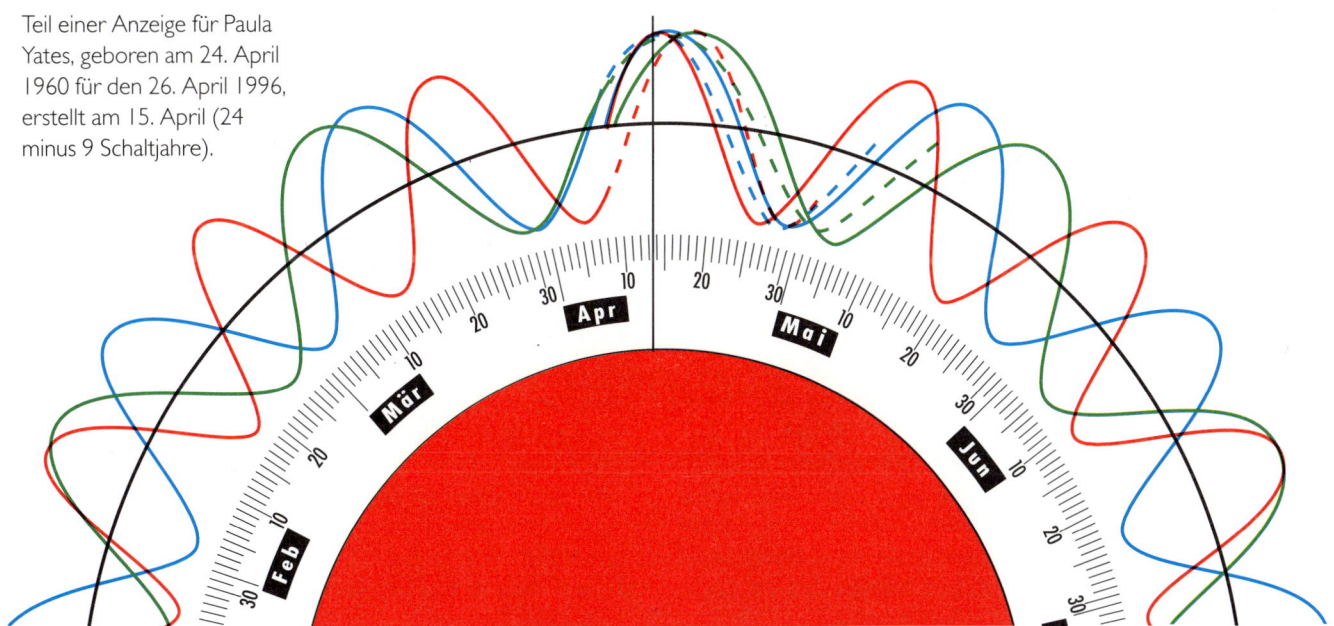

# Wie das Rad benutzt wird

## Wie die Biorhythmus-Anzeige erstellt wird

Das Biorhythmus-Rad zeigt Biorhythmus-Muster für jeden Menschen für jedes Jahr an, von einem Geburtstag bis zum nächsten.

• Suchen Sie das Alter, für das Sie die Biorhythmen errechnen wollen, aus der Alterstabelle heraus. Die darunter angegebene Zahlenkombination (drei Zahlen) entspricht den drei Zyklen. Sie stehen immer in der gleichen Reihenfolge: KÖR/SEE/GEI (KSG).

• Zählen Sie die Schaltjahre zwischen dem Tag der Geburt und dem gewünschten Geburtstag. Wer vor dem 29. Februar in einem Schaltjahr geboren ist, sollte dieses Schaltjahr dazurechnen (siehe Tabelle).

• Stellen Sie den Cursor (Markierung) auf den gewünschten Geburtstag ein. Ordnen Sie darüber die für die einzelnen Zyklen angegebenen Zahlen (aus der Alterstabelle) an, und zwar untereinander.

• Ziehen Sie nun vom Tag der Geburt die Anzahl der gelebten Schaltjahre ab, und verschieben Sie den Cursor sowie die eingestellten Zahlen gegen den Uhrzeigersinn auf dieses Enddatum (Enddatum und die Zahlen für die drei Zyklen müssen auf der schwarzen Cursorlinie liegen).

• Jetzt werden die Biorhythmen für ein Jahr angezeigt, und Sie können den Cursor unabhängig bewegen, um sich einen beliebigen Tag des Jahres herauszugreifen. BEISPIEL (siehe Rad auf Seite 23). Paula Yates, Moderatorin beim Britischen Fernsehen, wurde am 24. April 1960 geboren. 1996 wird sie sechsunddreißig und hat dann neun Schaltjahre erlebt. Für ihre Biorhythmen entnehmen Sie der Alterstabelle die Zahlen für das Alter sechsunddreißig: KÖR 8, SEE 9, GEI 7. Stellen Sie den Cursor auf den 15. April (neun Tage vor Paula Yates' Geburtstag) ein, und ordnen Sie die entsprechenden Zahlen direkt untereinander an. Jetzt ist das Rad eingestellt.

## Beachten Sie bei der Berechnung der Biorhythmen folgende Punkte:

• Lesen Sie das Rad immer von der Mitte nach außen hin ab; rot (KÖR), blau (SEE) und grün (GEI).

• Wenn Sie den 29. Februar (ein Schaltjahr) in einem Jahr anzeigen möchten, funktioniert die Einstellung bis Ende Februar (benutzen Sie für den 29. Februar die Einstellung für den 1. März). Drehen Sie die Einstellungen um einen Tag zurück, und Sie können die Anzeige für den 1. März ablesen.

• Am Jahresende sind die Zykluslinien gepunktet, damit man sie besser von den durchgezogenen Linien der anderen Zyklen unterscheiden kann.

• Der körperliche Zyklus beeinflußt jede Sequenz immer am stärksten, gefolgt vom seelischen Zyklus.

• Die Wirkung eines absteigenden körperlich oder geistig kritischen Tages reicht in den folgenden Tag hinein.

• Die Auswirkungen einer dreifachen Tiefphase enden nicht unbedingt sofort, sondern ziehen sich noch ein oder zwei Tage hin.

• Babys, die etwa eine Stunde vor Mitternacht geboren wurden, nehmen normalerweise den Biorhythmus für den folgenden Tag an. Unsere Biorhythmen knüpfen vermutlich an den nächsten Sonnenaufgang an. Die meisten Babys kommen zwischen 3 und 4 Uhr morgens zur Welt, aber wenn Sie kurz vor Mitternacht geboren wurden, dann beobachten Sie drei oder vier Monate lang aufmerksam Ihre kritischen Tage im seelischen Zyklus, und prüfen Sie, ob sie für Ihr tatsächliches Geburtsdatum oder den folgenden Tag gelten.

• Ein Zeitunterschied von sechs Stunden – je nach Zeitzone – zwischen dem Geburtsort und dem Wohnort könnte sich in heiklen Zeiten als wichtig erweisen. Die kritischen Tage sind dann um einen Tag verschoben.

## Alterstabelle

| ALTER IN JAHREN | 0 | 1 | 2 | 3 | 4 | 5 | 6 | 7 | 8 | 9 | 10 | 11 | 12 | 13 | 14 | 15 | 16 | 17 | 18 | 19 | 20 | 21 | 22 | 23 | 24 | 25 | 26 | 27 | 28 | 29 | 30 | 31 | 32 | 33 | 34 | 35 | 36 | 37 | 38 | 39 | 40 |
|---|---|---|---|---|---|---|---|---|---|---|---|---|---|---|---|---|---|---|---|---|---|---|---|---|---|---|---|---|---|---|---|---|---|---|---|---|---|---|---|---|---|
| KÖRPERLICH | 1 | 21 | 18 | 15 | 12 | 9 | 6 | 3 | 23 | 20 | 17 | 14 | 11 | 8 | 5 | 2 | 22 | 19 | 16 | 13 | 10 | 7 | 4 | 1 | 21 | 18 | 15 | 12 | 9 | 6 | 3 | 23 | 20 | 17 | 14 | 11 | 8 | 5 | 2 | 22 | 19 |
| SEELISCH | 1 | 2 | 3 | 4 | 5 | 6 | 7 | 8 | 9 | 10 | 11 | 12 | 13 | 14 | 15 | 16 | 17 | 18 | 19 | 20 | 21 | 22 | 23 | 24 | 25 | 26 | 27 | 28 | 1 | 2 | 3 | 4 | 5 | 6 | 7 | 8 | 9 | 10 | 11 | 12 | 13 |
| GEISTIG | 1 | 3 | 5 | 7 | 9 | 11 | 13 | 15 | 17 | 19 | 21 | 23 | 25 | 27 | 29 | 31 | 33 | 2 | 4 | 6 | 8 | 10 | 12 | 14 | 16 | 18 | 20 | 22 | 24 | 26 | 28 | 30 | 32 | 1 | 3 | 5 | 7 | 9 | 11 | 13 | 15 |

| ALTER IN JAHREN | 41 | 42 | 43 | 44 | 45 | 46 | 47 | 48 | 49 | 50 | 51 | 52 | 53 | 54 | 55 | 56 | 57 | 58 | 59 | 60 | 61 | 62 | 63 | 64 | 65 | 66 | 67 | 68 | 69 | 70 | 71 | 72 | 73 | 74 | 75 | 76 | 77 | 78 | 79 | 80 | 81 |
|---|---|---|---|---|---|---|---|---|---|---|---|---|---|---|---|---|---|---|---|---|---|---|---|---|---|---|---|---|---|---|---|---|---|---|---|---|---|---|---|---|---|
| KÖRPERLICH | 16 | 13 | 10 | 7 | 4 | 1 | 21 | 18 | 15 | 12 | 9 | 6 | 3 | 23 | 20 | 17 | 14 | 11 | 8 | 5 | 2 | 22 | 19 | 16 | 13 | 10 | 7 | 4 | 1 | 21 | 18 | 15 | 12 | 9 | 6 | 3 | 23 | 20 | 17 | 14 | 11 |
| SEELISCH | 14 | 15 | 16 | 17 | 18 | 19 | 20 | 21 | 22 | 23 | 24 | 25 | 26 | 27 | 28 | 1 | 2 | 3 | 4 | 5 | 6 | 7 | 8 | 9 | 10 | 11 | 12 | 13 | 14 | 15 | 16 | 17 | 18 | 19 | 20 | 21 | 22 | 23 | 24 | 25 | 26 |
| GEISTIG | 17 | 19 | 21 | 23 | 25 | 27 | 29 | 31 | 33 | 2 | 4 | 6 | 8 | 10 | 12 | 14 | 16 | 18 | 20 | 22 | 24 | 26 | 28 | 30 | 32 | 1 | 3 | 5 | 7 | 9 | 11 | 13 | 15 | 17 | 19 | 21 | 23 | 25 | 27 | 29 | 31 |

| ALTER IN JAHREN | 82 | 83 | 84 | 85 | 86 | 87 | 88 | 89 | 90 | 91 | 92 | 93 | 94 | 95 | 96 | 97 | 98 | 99 | 100 | • | • | • | • | • | • | • | • | • | • | • | • | • | • | • | • | • | • | • | • | • | • |
|---|---|---|---|---|---|---|---|---|---|---|---|---|---|---|---|---|---|---|---|---|---|---|---|---|---|---|---|---|---|---|---|---|---|---|---|---|---|---|---|---|---|
| KÖRPERLICH | 8 | 5 | 2 | 22 | 19 | 16 | 13 | 10 | 7 | 4 | 1 | 21 | 18 | 15 | 12 | 9 | 6 | 3 | 23 | • | • | • | • | • | • | • | • | • | • | • | • | • | • | • | • | • | • | • | • | • | • |
| SEELISCH | 27 | 28 | 1 | 2 | 3 | 4 | 5 | 6 | 7 | 8 | 9 | 10 | 11 | 12 | 13 | 14 | 15 | 16 | 17 | • | • | • | • | • | • | • | • | • | • | • | • | • | • | • | • | • | • | • | • | • | • |
| GEISTIG | 33 | 2 | 4 | 6 | 8 | 10 | 12 | 14 | 16 | 18 | 20 | 22 | 24 | 26 | 28 | 30 | 32 | 1 | 3 | • | • | • | • | • | • | • | • | • | • | • | • | • | • | • | • | • | • | • | • | • | • |

## Schaltjahrtabelle

| | | | | | | | |
|---|---|---|---|---|---|---|---|
| 1892 | 1896 | 1904 | 1908 | 1912 | 1916 | 1920 | 1924 |
| 1928 | 1932 | 1936 | 1940 | 1944 | 1948 | 1952 | 1956 |
| 1960 | 1964 | 1968 | 1972 | 1976 | 1980 | 1984 | 1988 |
| 1992 | 1996 | 2000 | 2004 | 2008 | 2012 | 2016 | 2020 |

Obwohl 1800 und 1900 keine Schaltjahre waren, ist das Jahr 2000 eines. Ein Schaltjahr zur Jahrhundertwende kommt nur alle vier Jahrhunderte vor. An den Zahlen der Alterstabelle lassen sich Muster erkennen.

# Überprüfen Sie Ihre Biorhythmen

Wenn wir unsere Biorhythmen bewußt anwenden, können wir von den Zeiten, in denen wir viel Energie haben, profitieren und die Zeiten der Ruhe besser würdigen und planen. Denken Sie daran, daß auf jeden schwierigen Tag ein besserer folgen sollte. Die siebenundzwanzig Haupt-Biorhythmuskombinationen sind nachfolgend beschrieben. Die Wirkungen variieren je nach Individuum und Umständen.

## HHH

• Eine dreifache Hochphase bedeutet meistens Vergnügen für Sie.

• Das ist die Zeit, um mit sportlichen Leistungen zu glänzen. Mit einem Hoch im körperlichen Zyklus, unterstützt von einem Hoch im seelischen und geistigen Zyklus, wurden schon viele Olympiarekorde gebrochen.

• Dreifache Hochphasen können zu Überaktivität führen. Seien Sie nicht allzu aktiv, wenn Sie Sport nicht gewöhnt sind, sonst bereuen Sie es vielleicht später.

• Weil Sie sich so gut fühlen, übernehmen Sie vielleicht zuviel Verantwortung. Wenn Sie davon überzeugt sind, völlig im Recht zu sein, könnte das zu Konflikten führen, besonders mit jemandem, der einen schlechten Tag hat. Seien Sie nicht allzu bestimmt oder herrisch.

• Forschungen in früherer Zeit warfen ein neues Licht auf unser Thema: Wenn Sie empfangen wurden, als Ihre Mutter eine dreifache Hochphase – manchmal eine doppelte Hochphase – hatte, ist es sehr gut möglich, daß Sie Linkshänder oder Beidhänder sind.

### Erklärung

Körperlich
Seelisch
Geistig

**HHH**

Jeder Buchstabe – H bedeutet Hoch, K bedeutet kritischer Tag und T Tief – bezieht sich auf die Position Zykluskurve im Hinblick auf die Null-Linie. Im Text bleibt die Reihenfolge Körperlich, Seelisch, Geistig immer gleich.

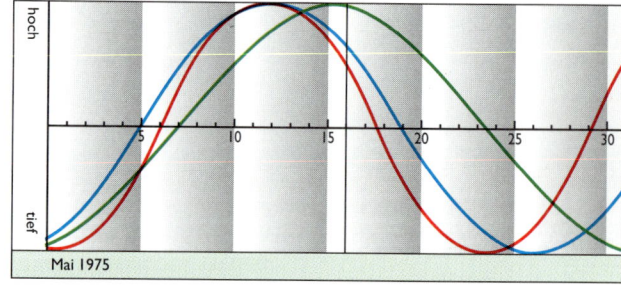

Fallstudie (HHH): **Junko Tabei, 16. Mai 1975**

Die Japanerin Junko Tabei wurde am 22. September 1939 geboren. Am 16. Mai 1975 bestieg sie als erste Frau den Mount Everest, in Begleitung des Nepalesen/Nepali Ans Tsering. Ihre Leistung wurde unterstützt durch ihre dreifache Hochphase (HHH), was soviel bedeutet wie »hervorragend«, besonders bei allen körperlichen oder sportlichen Anstrengungen. Die negative Seite kann Hyperaktivität sein. HHHs sind Tage, an denen wir überwältigendes Selbstvertrauen haben. Tage, an denen wir uns wirklich so fühlen, als läge uns die gesamte Welt zu Füßen.

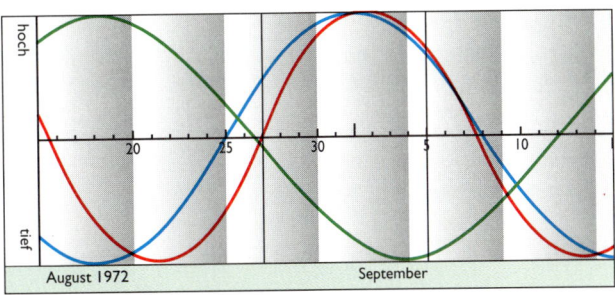

# HHT

- Das ist eine angenehme Zeit. Zwei Hochs und ein Tief fallen in die Kategorie »angenehm«, wenn Sie sich überdurchschnittlich fühlen, aber Ihr Gleichgewicht bewahren. Ein guter Tag für körperliche und kreative Leistungen.
- Die beiden Hochs gleichen das Tief mühelos aus, und gerade dieses Tief sorgt für das nötige Gleichgewicht.
- Kreative Aufgaben werden Ihnen leicht fallen. Ihre Intuition ist sehr aktiv.

Fallstudie (HHL): **Mark Spitz, 27. August bis 5. September 1972**

Der amerikanische Schwimmer Mark Spitz, geboren am 10. Februar 1950, gewann bei den Olympischen Spielen in München sieben Goldmedaillen – ein ungebrochener Rekord. Er hatte körperlich und seelisch in der Zeit ein Hoch, als er vier Medaillen im Einzelwettkampf und drei in der Staffel gewann. (siehe Rhythmogramm von Bobby Hull, Seite 94.)

# HHK

- Ihre Stärke, Ihr Zutrauen und Ihr emotionaler Elan verleiten Sie heute möglicherweise zu schlechten Entscheidungen – schalten Sie herunter. Handeln Sie möglichst nicht impulsiv, und denken Sie vorher gründlich nach.
- Vielleicht sind Sie heute streitsüchtig. Denken Sie an die Folgen, bevor Sie den Mund aufmachen. Andere halten Sie wahrscheinlich – wenn auch unbewußt – für schwierig.

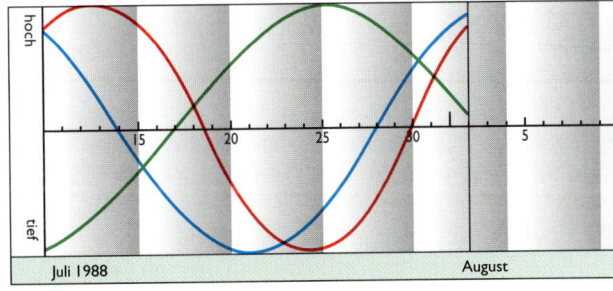

Fallstudie (HHK): **John Naylor, 2. August 1988**

John Naylor, geboren am 15. Dezember 1921, war mehr als zwanzig Jahre lang der Astronom »Orion« für die Zeitung Daily Mail. Sein Vater R.N. Naylor begründete 1930 die Zeitungs-Astrologie. Er starb an Krebs. Der geistig kritische Tag ist oft gleichbedeutend mit Krebstod.

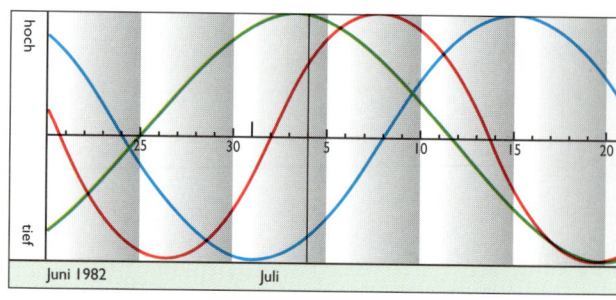

# HTH

- Dies ist eine angenehme Sequenz und unter Umständen hochbeladen, denn Energie und Intelligenz fließen.
- Die beiden Hochs entschädigen Sie für alle Tiefs im seelischen Bereich. Allerdings könnten Sie zu Überreaktionen neigen.
- Sie könnten sportliche Höchstleistungen erbringen, auch als Anfänger.

# HTT

- Hohe körperliche Aktivität ist heute angesagt.
- Mit einem doppelten Tief fühlen Sie sich vielleicht nicht auf der Höhe und sind nervös.
- Sie vergeuden viel Energie und erreichen nur wenig.
- Im Sport verzeichnen Sie möglicherweise Erfolge, wenn die Biorhythmen Ihres Gegners schlechter als Ihre sind – es ist immer gut, das zu bedenken –, aber Sie können trotzdem anfällig sein.
- Das Leben sollte im großen und ganzen angenehm verlaufen, wenn Sie daran denken, die Dinge in Ihrem Tempo anzugehen, und Aufregung vermeiden.

Fallstudie (HTH): **Freddie Spencer, 4. Juli 1982**

Der amerikanische Motorrad-Champion Freddie Spencer wurde am 21. Dezember 1961 geboren. Am 4. Juli 1982 gewann er seinen ersten Grand Prix. Seine Biorhythmen (HTH) verliehen ihm an diesem Tag Energie und Intelligenz, und das bedeutete Erfolg im Rennen.

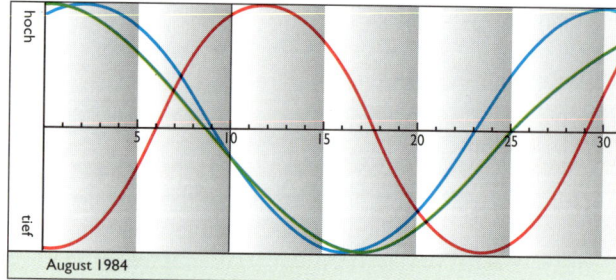

Fallstudie (HTT): **Zola Budd, 10. August 1984**

Zola Budd, geboren am 26. Mai 1966, lief beim Olympischen Finale über 3000 Meter mit. Mary Decker lag in Führung, als sie von ihrer Rivalin Budd überrundet wurde. Decker, Amerikas Liebling, war für ihre Ausdauer bekannt. Ihre Biorhythmen (HHT) waren gut, ja besser als die von Zola Budd (HTT). Bei ebenbürtigen Sportlern ist im Sport der geistige Zyklus überaus wichtig. In diesem Fall war bei beiden der geistige Zyklus in einer Tiefphase.

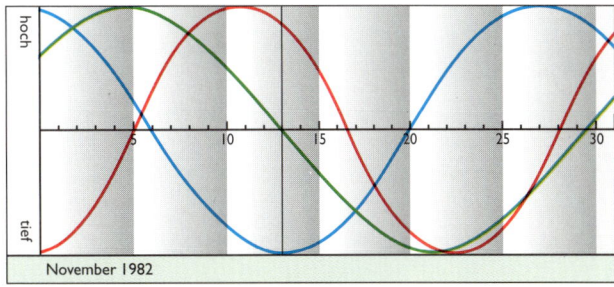

## HTK

- Das ist kein Tag für effektives Denken, vor allem weil Sie sich wahrscheinlich etwas down fühlen.
- Sie könnten geistesabwesend und vergeßlich sein oder zu Unfällen neigen, fühlen sich aber ziemlich ruhig, wenn auch vielleicht etwas entmutigt. Überstürzen Sie nichts.
- Das ist nicht gerade ein guter Tag, aber Sie denken zuversichtlich an den nächsten.

Fallstudie (HTK): **Prinzessin Diana, *13. November 1982***

Prinzessin Diana wurde am 1. Juli 1961 geboren. 1982, beim Gottesdienst zum Remembrance Day in der Royal Albert Hall, wurde mitgeteilt, die Prinzessin fühle sich nicht wohl, und man entfernte ihren Stuhl. Sie traf dann später ein (geistig kritischer Tag), allein und in Tränen aufgelöst (Tief im seelischen Zyklus). Sie hatte die Konvention gebrochen, und das Hoch im körperlichen Zyklus half ihr durchzuhalten.

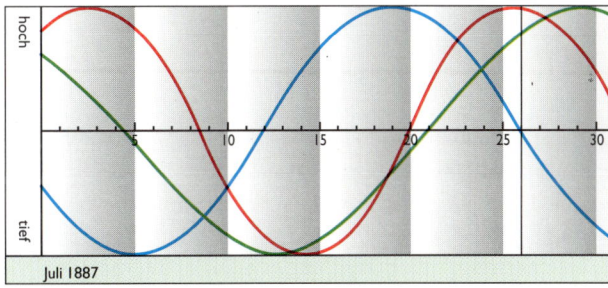

## HKH

- Seien Sie heute ruhig, und alles klappt wie am Schnürchen.
- Die beiden Hochs geben Ihnen ein Hochgefühl, aber im seelischen Bereich sind Sie verletzlich. Denken Sie an die Folgen, und lassen Sie sich von nichts und niemandem zu Überreaktionen hinreißen. Das ist sicher nicht immer leicht.
- Emotionale Autofahrer sollten allzugroßen Enthusiasmus vermeiden.

Fallstudie (HKH): **Arthur Croome, 26. Juli 1887**

Der Kricketspieler Arthur Croome wurde am 20. Februar 1866 geboren. Beim Match in Old Trafford, Manchester, fiel er hin und spießte sich selbst an einem Zaun auf. Eine Zaunlatte drang durch seinen Hals (den W. G. Grace zusammendrückte). Es war ein seelisch kritischer Tag, der auf ein dreifaches Hoch folgte, daher war er überdreht.

# HKT

- Setzen Sie sich bescheidene Ziele für einen Tag, der möglicherweise schwierig wird.
- Sie haben körperliche Energie, erledigen Sie daher Routinearbeiten, bei denen Sie wenig denken müssen.
- Fangen Sie keinen Streit an. Es ist gut möglich, daß Sie reizbar sind oder schlechte Laune haben.
- Diese Sequenz mit einem Hoch im körperlichen Zyklus und einem seelisch kritischen Tag hat oft etwas mit Geburten zu tun.

# HKK

- Dies könnte ein aufregender Tag werden, denn Sie haben zwar viel Energie, aber keine Ziele.
- Dies ist ein Tag voll innerer Konflikte in jedem Bereich.
- Sehen Sie sich vor und denken Sie an die entspannteren, spannungsfreien Tage, die vor Ihnen liegen.

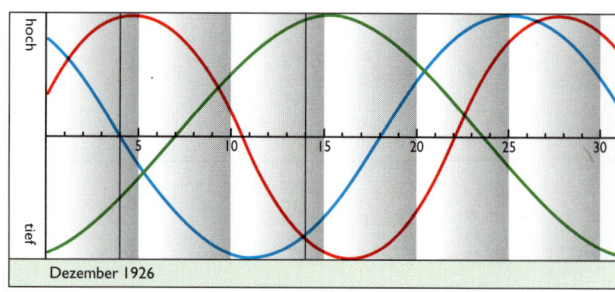

Dezember 1926

Fallstudie (HKT): **Agatha Christie, *4. Dezember 1926***

Die Schriftstellerin Agatha Christie wurde am 15. September 1890 geboren. 1926, als sie schon berühhmt war, verschwand sie an einem seelisch kritischen Tag (HKT). Anscheinend hatte sie einen emotionalen Zusammenbruch erlitten. Sie hatte auch ein Hoch im körperlichen Zyklus, das ihr die Zuversicht zum Handeln gab, und ihr geistiger Zyklus war in einer Tiefphase, so daß sie nur unzureichende Urteile fällen konnte. Man fand sie wohlauf und unversehrt in einem Hotel am 14. Dezember (TTH).

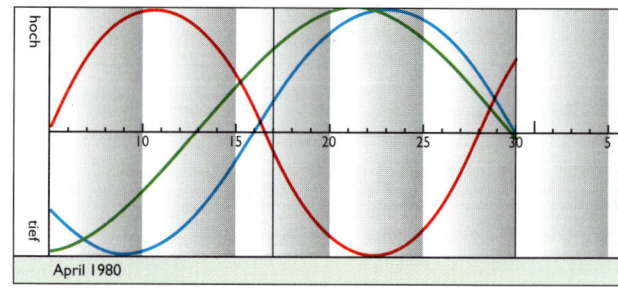

April 1980

Fallstudie (HKK): **Tom McMillan, *17. und 30. April 1980***

Tom McMillan, das Parlamentsmitglied für Glasgow, wurde am 12. Februar 1919 geboren. Am 17. April 1980 (KHH) rutschte er bei Nässe auf dem Trittbrett eines Busses aus und fiel hin. Er starb am 30. April (HKK) in einem Krankenhaus, ohne das Bewußtsein wiedererlangt zu haben.

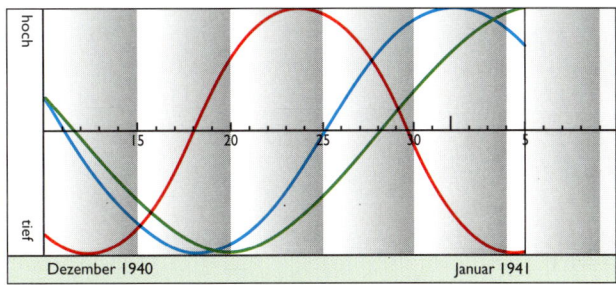

## THH

- Ein schöner Tag, an dem Sie kreativ sein und Entscheidungen treffen können.
- Versuchen Sie nicht, zu schwer zu arbeiten.
- Ihr Energievorrat ist fast aufgebraucht, und Sie werden vielleicht schneller müde als sonst.

Fallstudie (THH): **Amy Johnson, *5. Januar 1941***

Amy Johnson, geboren am 1. Juli 1903, war Englands führende Fliegerin. Sie brach mehrere Rekorde und bewältigte als erste Frau die Strecke von England nach Australien mit dem Flugzeug in neunzehn Tagen. 1941 verschwand ihr Flugzeug über der Themsemündung. Ihren Leichnam hat man nie gefunden. Ihre Biorhythmen waren ausgewogen (THH), so daß das Unglück möglicherweise auf technisches Versagen zurückzuführen ist. Wurde ihr Flugzeug – es herrschte damals Krieg – versehentlich abgeschossen?

## THT

- Eine im allgemeinen unauffällige Phase, aber emotionaler Elan könnte Ihnen Probleme bereiten.
- Auf sich allein gestellt, könnten Sie kreativ oder besonders intuitiv sein.
- Übertreiben Sie es nicht mit der körperlichen Anstrengung. Idealerweise sollten Sie in dieser Phase nach Frieden und Ruhe suchen. Das ist nicht der Zeitpunkt, um viel zu arbeiten oder bis an die Grenzen zu gehen.

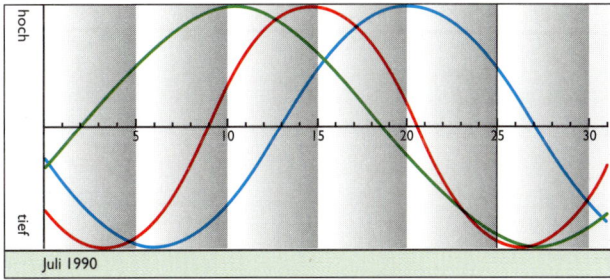

Fallstudie (THT): **Mary Flynn, *25. Juli 1990***

Die Hausfrau Mary Flynn wurde am 18. März 1949 geboren. Im Gespräch mit ihr regte eine Bekannte sich derart über sie auf, daß sie auf sie losging. Marys Biorhythmen waren an diesem Tag THT. Ein Hoch im seelischen und ein Tief im geistigen Zyklus ließen sie impulsiv werden.

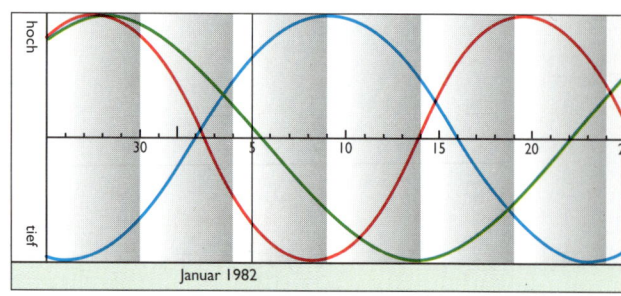

Fallstudie (THK): **Anna Ford, *5. Januar 1982***

Die englische Nachrichtensprecherin Anna Ford, geboren am 2. Oktober 1943, bekam an einem geistig kritischen Tag Wehen und brachte später ihre Tochter Clare zur Welt. Diese Kombination bei Geburten trifft besonders häufig auf Mütter über vierunddreißig zu, wie die London Biorhythm Company als erste feststellen konnte.

## THK

● Heute dürften Ihnen gute Entscheidungen schwerfallen. Versuchen Sie, wenn möglich, wichtige Entscheidungen zu verschieben, besonders, wenn sie emotional befrachtet sind.

● Ein Energie-Tief und ein geistig kritischer Tag legen Vorsicht rund ums Haus nahe. Wenn Sie mit dem Auto große Entfernungen zurücklegen, planen Sie vorher genügend Ruhepausen ein.

## TTH

● Heute haben Sie wahrscheinlich keine große Lust, etwas zu tun, und auch geistige Anstrengungen fallen heute schwer.

● Da dies für Sie wahrscheinlich eine lethargische Phase ist, ermüdet Sie langes Sitzen, wenn Sie seelisch und körperlich erschöpft sind. Zwei Zyklen verlaufen in der Tiefphase.

● Zwei Tiefphasen lassen Sie unsicher werden. Dies beunruhigt Sie, denn Ihr Intellekt befindet sich in einer Hochphase.

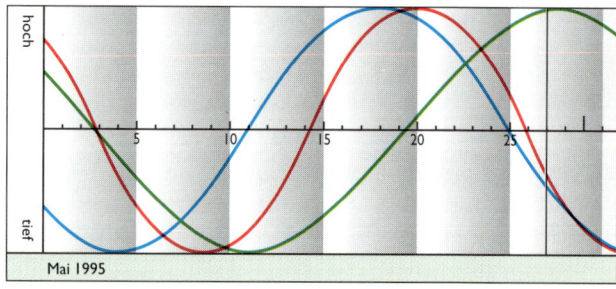

Fallstudie (TTH): **Christopher Reeve, *27. Mai 1995***

Der Superman-Star Christopher Reeve, geboren am 25. September 1952, trug beim Reiten einen Helm, als sein Pferd den Sprung verweigerte. Er fiel herunter und brach sich das Genick (TTH). Der seelische und körperliche Biorhythmus-Zyklus waren absteigend. Zwei Tage vor dem Unfall hatte er einen seelisch kritischen Tag und nur einen Tag davor einen körperlich kritischen Tag gehabt.

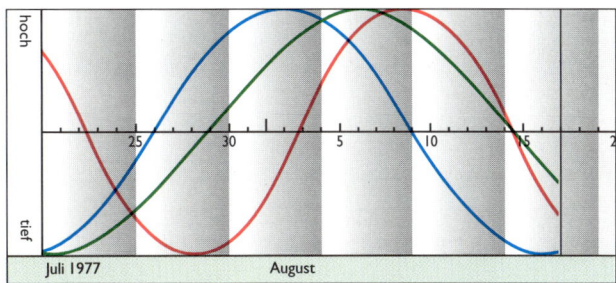

# TTT

- Ignorieren Sie diese Phase nicht. Planen Sie zusätzliche Ruhepausen ein, und entspannen Sie sich.
- Sie fühlen sich wie »erschossen«. Zu wissen, warum Sie sich so erschöpft fühlen, hat einen Puffereffekt und nimmt Ihnen die Sorge und den Streß.
- Diese Muster trifft man bei Menschen an, die friedlich im Schlaf sterben, besonders bei älteren Menschen, deren Tod sich auf keine andere Ursache zurückführen läßt.

# TTK

- Sie treffen unkluge Entscheidungen, die Sie später bereuen.
- Der Wunsch nach Freiheit, Loslösung von der Vergangenheit und Neubeginn beherrschen Ihr Denken. Dieser Wunsch ist jedoch selten zielgerichtet, sondern entsteht aus aufgestauten Spannungen. Wenn Sie diese Spannungen herauslassen, denken Sie meistens nicht nach. Lassen Sie dieses Sicherheitsventil nicht explodieren, solange Sie keine Pläne für die Zukunft gemacht haben.
- Dies ist eine ungewöhnliche Sequenz.

Fallstudie (TTT): **Elvis Presley, 17. August 1977**

Elvis Presley wurde am 8. Januar 1935 geboren. Als offizielle Todesursache wurde zunächst ein Herzinfarkt angegeben. Dies wurde später widerrufen, obwohl ein nicht tödlicher Herzinfarkt am 17. August durchaus möglich gewesen wäre (TTT). Die revidierte Version lautete dann Tod durch eine Überdosis Drogen. Vergleichen Sie Elvis' Rhythmogramm mit dem von Jimi Hendrix (siehe Seite 76).

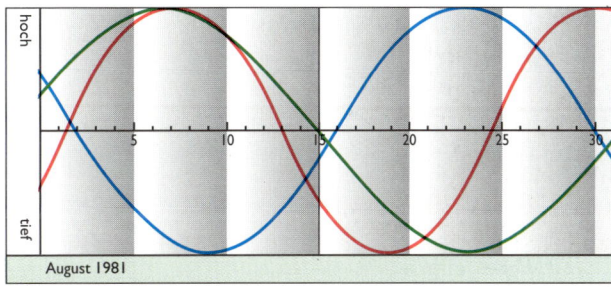

Fallstudie (TTK): **Anonym, 15. August 1981**

Bei Ermittlungen wegen eines Betrugs unterlief einem der Beteiligten, der am 26. September 1926 geboren wurde, ein Flüchtigkeitsfehler. Er reichte ein offizielles Dokument ein, auf dem er in der Eile die Register-Nummer einer Firma vermerkt hatte, die woanders eingetragen war. Zehn Jahre später lieferte die teilweise ausradierte Zahl einen entscheidenden Hinweis im Puzzle der Aufklärung.

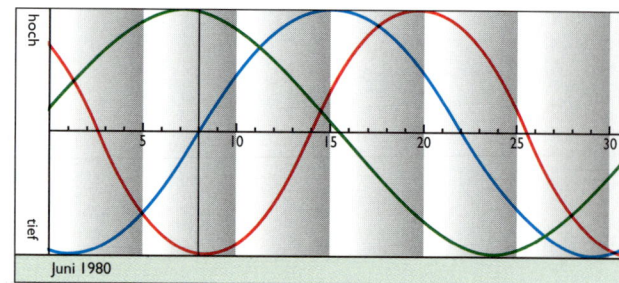

Juni 1980

# THH

- Ein »So-lala-Tag«. Nutzen Sie das Hoch Ihres geistigen Zyklus aus. Versuchen Sie, andere nicht anzuschnauzen, möglicherweise neigen Sie zu Überreaktionen.
- Durch ein Übermaß an Vitalität fühlen Sie sich wahrscheinlich emotional und unsicher. Ihre Gedanken sind entweder willkürlich oder überaktiv.
- Sie könnten zugleich Ermüdung und Gefühlsverwirrung verspüren, aber immer noch schlau aussehen wollen. »Anderen eine Nasenlänge voraus sein« lautet die Parole für heute. Sie könnten heute eine spöttische Ader haben oder verbal aggressiv sein.

Fallstudie (TKH): **Henry Kissinger, *8. Juni 1980***

Henry Kissinger wurde am 25. Mai 1923 geboren. Der einstige US-Staatssekretär erlitt leichte Kopfverletzungen, als er in Illinois von einer Rednertribüne fiel. Er wurde kurzzeitig stationär behandelt, später jedoch ohne Krankheitsbefund entlassen. Ein weiteres Beispiel für einen Zwischenfall an einem TKH-Tag ist die Hausfrau, die von einer Leiter fiel und dabei einen Farbeimer umkippte, selbst aber unverletzt blieb. Der seelisch kritische Tag und ein Tief im körperlichen Zyklus bedeuteten, daß beide allzu eifrig waren. (siehe Rhythmogramm für Gerald Ratner, Seite 71.)

# TKT

- An diesem Tag können Dinge geschehen, die – wie Sie sehr wohl wissen – die Grenzen des guten Geschmacks überschreiten. Einserseits ist Ihnen das bewußt, doch Sie können sich einfach nicht zurückhalten. Später bereuen Sie das dann meistens. Sie mögen grübeln, ärgerlich oder boshaft werden – vielleicht sogar eine Obsession entwickeln.
- Ein Tief im körperlichen und geistigen Biorhythmus-Zyklus in Verbindung mit einem seelisch kritischen Tag können zu Gefühlen von Paranoia führen, wenn man die Veranlagung dazu schon hat.
- Ihr Verhalten ist möglicherweise störend für andere.

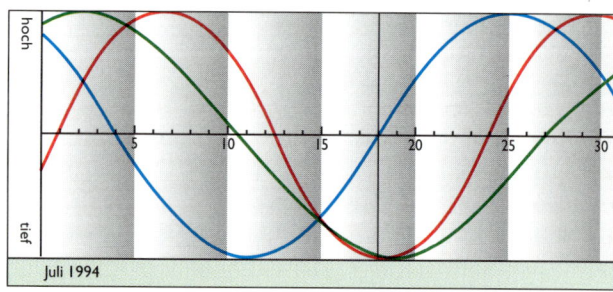

Juli 1994

Fallstudie (TKT): **Bronwyn Bishop, *18. Juli 1994***

Der australische Senator Bronwyn Bishop, geboren am 19. Oktober 1942, wurde »ein bißchen ärgerlich« und versuchte, auf einem Flug, der Verspätung hatte, ins Cockpit vorzudringen – ein typisches Verhalten für einen TKT-Tag?

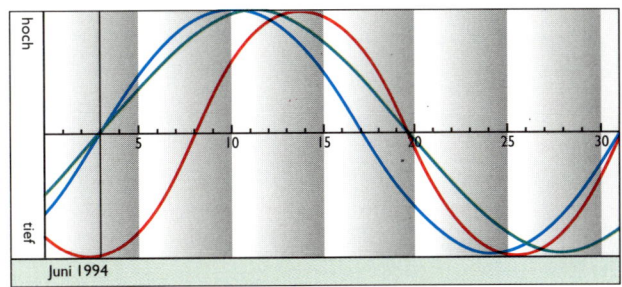

# TKK

- Dies wird wahrscheinlich ein schrecklicher Tag. Zum Glück gibt es TKK-Tage nicht so oft. Das ist die gute Nachricht.
- Sie kommen sich wahrscheinlich zeitlich und räumlich völlig deplaziert vor, also steigen Sie an diesem Tag bloß nicht auf eine Leiter. Stürze von der Leiter, besonders bei Männern, kommen häufig vor und haben Folgen für das ganze Leben. In der Unfallstatistik rangieren sie auf Platz zwei nach Autounfällen. Die meisten Stürze hätte man durch vorsichtiges Verhalten vermeiden können.
- Zu diesem Muster siehe auch unter »Selbstmorde«.

Fallstudie (TKK): **Wenda Kapteyn, *3. Juni 1994***

Die Holländerin Wenda Kapteyn wurde am 12. Dezember 1953 geboren. Sie stand auf einer Leiter, als jemand vorbeikam und mit ihr eine Unterhaltung anfing. Sie machte einen Schritt nach hinten, fiel von der Leiter und verletzte sich dabei schwer. Heute ist sie doppelseitig gelähmt. Sie hatte einen seelisch kritischen Tag. Deshalb fühlte sie sich einsam, hatte Langeweile und wollte mit jemandem reden. Es war ein geistig kritischer Tag, und sie war unaufmerksam und dachte nicht klar, und ihr körperlicher Zyklus war in einer Tiefphase.

# KHH

- Allzugroßes Zutrauen in Ihre eigenen Fähigkeiten könnten heute einen körperlichen Unfall bedeuten – rennen Sie nicht herum, riskieren Sie nichts.
- Sie fühlen sich seelisch und geistig voller Schwung.
- Ein guter Tag für ein Vorstellungsgespräch; sie sollten gut »ankommen«, und der körperlich kritische Tag könnte verhindern, daß Sie allzu dominant auftreten. Dieser Tag sollte der beste Start für irgendeine kreative Tätigkeit sein.
- Wenn Sie Auto fahren oder reiten, gehen Sie keine Risiken ein. Denken Sie an Autofahrer, die ihren Aggressionen beim Autofahren Luft machen.

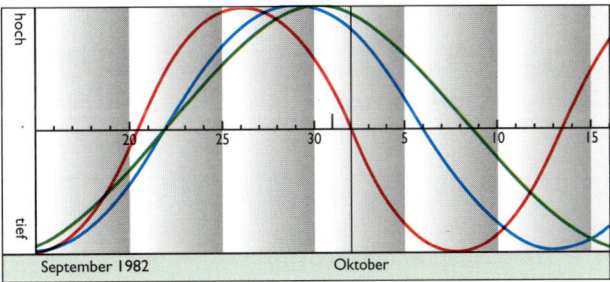

Fallstudie (KHH): **Larry Martin, *2. Oktober 1982***

Martin, geboren am 14. Mai 1952, hatte am 2. Oktober 1982 einen Autounfall und erlitt dabei schwere Rückenverletzungen. Er wurde zweimal operiert, leidet aber immer noch an chronischen Schmerzen.

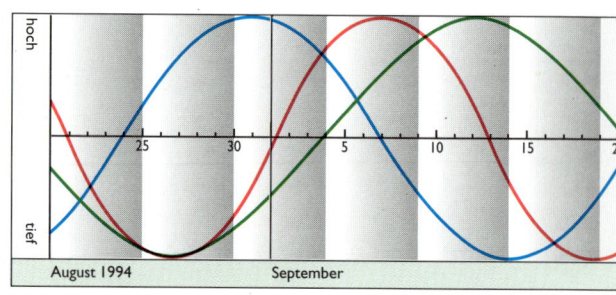

## KHT

- Sie spüren vielleicht, daß Ihnen das innere Gleichgewicht fehlt. Nehmen Sie sich Zeit und überprüfen Sie alles zweimal. Sie könnten verschlafen – ein schlechter Tagesbeginn! An körperlich kritischen Tagen besteht die Gefahr, daß man verschläft.
- Das Hoch im seelischen Zyklus gibt Ihnen einen Funken Optimismus.
- An einem körperlich kritischen Tag reagiert man sechsmal langsamer als in einer Hochphase. Diese Sequenz kommt nicht häufig vor.

Fallstudie (KHT): **Dingiri Banda Wijetunge, 1. September 1994**

Der Präsident Dingiri Banda Wijetunge wurde am 15. Februar 1922 geboren und im Mai 1993 zum Präsidenten von Sri Lanka gewählt. Mit Erschöpfungsanzeichen wurde er am 1. September 1994 (KHT) ins Krankenhaus eingeliefert, wo er sich bald erholte. Es war ein körperlich kritischer Tag, allerdings mit aufsteigendem Zyklus. Obwohl er geistig erschöpft war, waren seine Biorhythmen in Ordnung und halfen ihm, die Sache durchzustehen.

## KHK

- Seien Sie sich gegenüber nachsichtig – Sie werden ziemlich sicher schwerfällig und vergeßlich sein. Nehmen Sie sich für alles mehr Zeit.
- Aggressionen können hochkommen, denn heute ist ein körperlich kritischer Tag. Durch den Einfluß des körperlich und geistig kritischen Tages kann es zu Ränken und Konfrontationen kommen, aber die sind zweifellos zum Scheitern verurteilt.
- Sie fühlen sich unbeständig und unsicher.
- Ältere Menschen stürzen an diesem Tag oft oder fallen aus dem Bett. Pflegepersonen aufpassen!

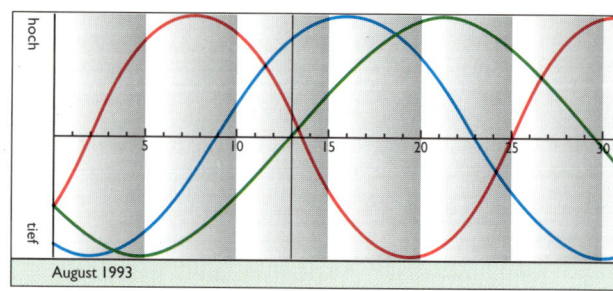

Fallstudie (KHK): **Hilda Norton, 13. August 1993**

Die betagte Witwe Hilda Norton wurde am 17. Juni 1901 geboren. Am 13. August 1993 (KHK) fiel sie aus dem Bett. Sie verletzte sich zwar nur leicht, wurde aber in ein Krankenhaus gebracht. Dies passiert älteren Menschen, weil sie die Entfernung zum Boden falsch einschätzen.

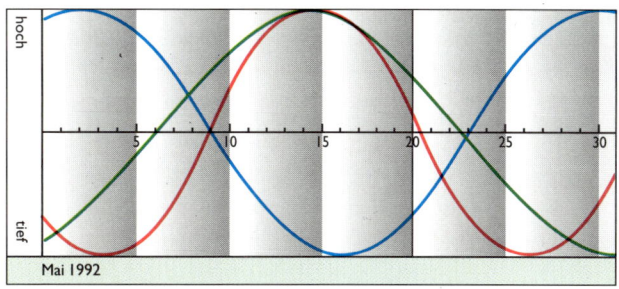

Fallstudie (KTH): **Simon Burns, _20. Mai 1992_**

# KTH

- Ihr geistiges Hoch dürfte Ihnen heute kaum etwas nützen. Geben Sie besonders acht.
- Sie könnten in eine Vertrauenskrise geraten und sich aufgrund des Tiefs im seelischen Zyklus und des körperlich kritischen Tages verwirrt und instabil fühlen.
- Ihre intellektuelle Hochphase gibt Ihnen richtig Schwung.
- Im allgemeinen sind dies die Tage, an denen das Leben mit Ihnen macht, was es will.

Das britische Parlamentsmitglied Simon Burns wurde am 6. September 1952 geboren. Vor dem Parlamentsgebäude begab er sich zu seinem Auto und nahm eine Abkürzung. Dabei mußte er über einen 46 Zenti-meter hohen Zaun springen. Er blieb mit dem Fuß hängen und fiel den gaffenden Touristen direkt vor die Füße. Er trug eine große Wunde am Knie davon (siehe Rhythmogramm für Dorothy Tutin, S. 16.)

# KTT

- Sie fühlen sich hin- und hergerissen zwischen widerstreitenden Belastungen – machen Sie sich auf einen unruhigen Tag gefaßt.
- Morgen wird es Ihnen besser gehen, lassen Sie sich also heute nicht hängen. Impulsive Menschen sollten sich Wutanfälle verkneifen.
- An diesem Tag kann Ihr Selbstvertrauen zunichte gemacht werden. Wenn Sie im Grunde ein sanftmütiger Mensch sind, könnten Sie aufgrund des körperlich kritischen Tages in Verbindung mit dem Tief im geistigen Zyklus um des lieben Friedens willen leichter nachgeben. Es ist nicht leicht, sich mit mangelndem Selbstvertrauen abzufinden, wenn man gestreßt ist.

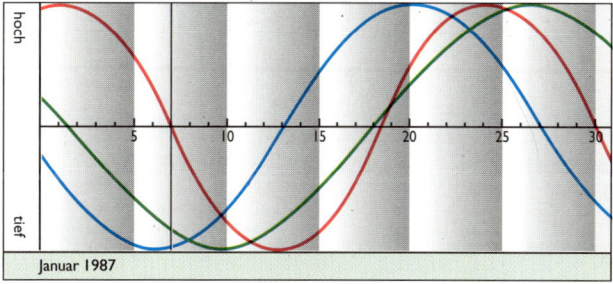

Fallstudie (KTT): **Prinz Edward, _7. Januar 1987_**

Prinz Edward, geboren am 10. März 1964, hatte gerade ein Trainingsprogramm bei der Royal Marine beendet, als er vom einen auf den anderen Tag kündigte. Er hatte einen körperlich kritischen Tag, und die beiden anderen Zyklen befanden sich in einer Tiefphase. Prinz Edward traf seine Entscheidung aus einer Laune heraus.

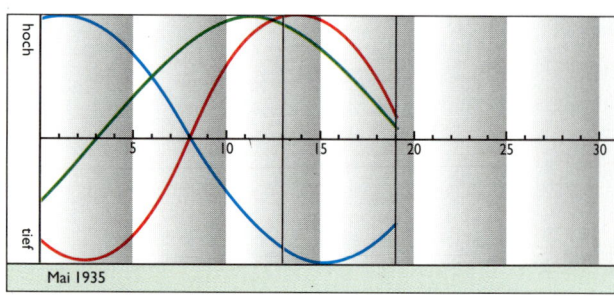

Mai 1935

# KTK

- Riskieren Sie heute nichts, denn Ihre Reaktionen sind unzureichend, und Ihr Intellekt arbeitet langsam.
- Sie erleben vielleicht eine Vertrauenskrise in Verbindung mit extrem langsamen Reaktionen. Vielleicht gelingt es Ihnen gar nicht, die Realität zu erfassen.
- Eine Sequenz, die mit Herzinfarkten und Schlaganfällen zusammenhängt.

Fallstudie (KTK): **»Lawrence of Arabia«,** *19. Mai 1935*

T. E. Lawrence, der legendäre »Lawrence of Arabia«, wurde am 15. August 1888 geboren. Auf einer Motorradfahrt in Dorset am 13. Mai 1935 schwenkte er zur Seite, um zwei Jungen auszuweichen, die nebeneinander auf ihren Fahrrädern um eine scharfe Kurve bogen. Es war ein HTH-Tag. Er erlag seinen Verletzungen am 19. Mai, einem KTK-Tag. Er hatte an diesem Unfall keine Schuld.

# KKH

- Ein geistiges Hoch ist heute Ihr Haupttrumpf. Dennoch könnten Sie für Unfälle anfällig sein und in gewissen Situationen überreagieren.
- Sie könnten eine Vertrauenskrise haben.
- Extrem langsame, möglicherweise getrübte Reaktionsbereitschaft; eventuell gelingt es Ihnen auch nicht, die Realität zu erfassen.
- Sie haben zuviel Energie durch die kritischen Tage im körperlichen und seelischen Zyklus.
- Ganz ähnlich wie ein KKT-Tag.
- Diese Sequenz steht in Zusammenhang mit Herzinfarkten und Schlaganfällen.
- Geburten und Todesfälle können mit dieser Sequenz in Verbindung gebracht werden.

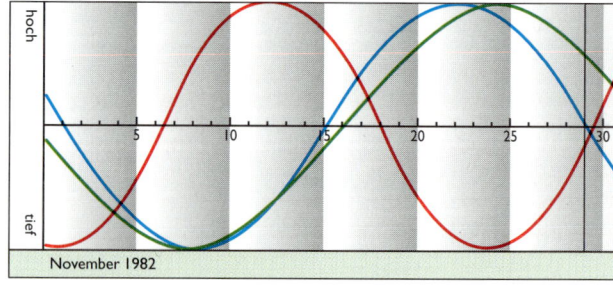

November 1982

Fallstudie (KKH): **Prinz Claus,** *29. November 1982*

Prinz Claus von den Niederlanden wurde am 6. September 1926 geboren. Am 29. November 1982 begab er sich unerwartet wieder in die Schweizer Klinik, die ihn im Oktober 1982 wegen seiner Depressionen behandelt hatte. Der körperlich und der seelisch kritische Tag hängen mit einer immer wiederkehrenden Kurz-Depression zusammen.

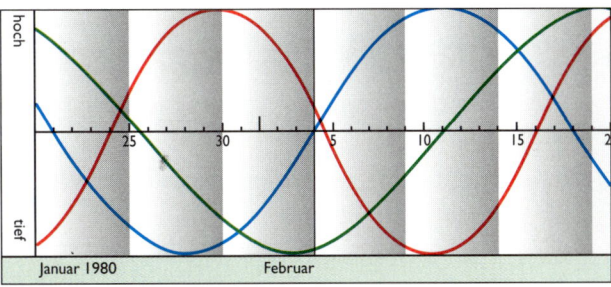

## KKT

- Ihnen fehlt möglicherweise jegliches Gleichgewicht, und deshalb gelingt Ihnen heute nur wenig. Nehmen Sie das Leben gelassen und »wie es kommt«. Ihr Selbstvertrauen spielt verrückt.
- Ihre Reaktionen sind möglicherweise langsam und getrübt, und Sie haben zuviel Vitalität.
- Sie sind eher sehr schlecht gelaunt als launisch.
- Sie könnten unfallgefährdet sein. Dieser Tag hängt stark mit Arbeitsunfällen zusammen.
- Geburten und Todesfälle lassen sich mit diesem Muster in Verbindung bringen.

Fallstudie (KKT): **David Wilkie, *4. Feburar 1980***

Der britische Schwimmer David Wilkie, geboren am 8. März 1954, brach sich bei einem Autounfall am 4. Februar 1980 das Nasenbein und die linke Hand. Der körperliche und seelisch kritische Tag mit Tiefphase im geistigen Zyklus bedeuteten, daß er an diesem Tag sehr unfallgefährdet war. Am nächsten Tag, dem 5. Februar 1980, befand sich der seelische Zyklus jedoch wieder in einer Hochphase, und Wilkie nahm trotz seiner Verletzungen an einer Olympia-Spendenaktion in Gloucester teil.

## KKK

- Dreifach kritische Tage kommen einmal in sieben bis neun Jahren vor. Seien Sie vorsichtig.
- Man könnte nun logischerweise erwarten, daß ein KKK-Tag schicksalhaft ist und man am besten erst gar nicht aufstehen sollte. So ist es aber gerade nicht, ich weiß auch nicht warum. Bei all meinen Forschungen sind mir nur zwei Beispiele von Zwischenfällen bekannt, die mit einem dreifach kritischen Tag zusammenhingen. Vielleicht weil es nur wenige solche Tage im Leben gibt. Zeit und weitere Forschungen werden die Antwort liefern.

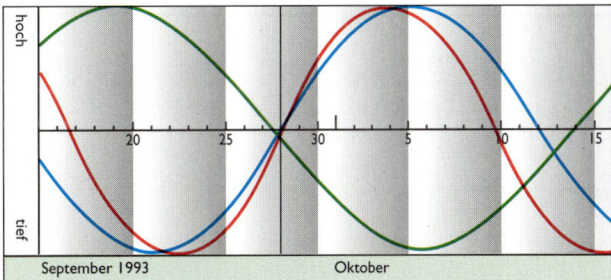

Fallstudie (KKK): **Ronnie Kray, *28. September 1993***

Der Londoner Gangster Ronnie Kray wurde am 17. Oktober 1933 geboren. Er erlitt einen Herzinfarkt im Gefängnis an einem dreifach kritischen Tag, einem Tag, der prädestiniert für Herzinfarkte ist. (Er starb 1995.)

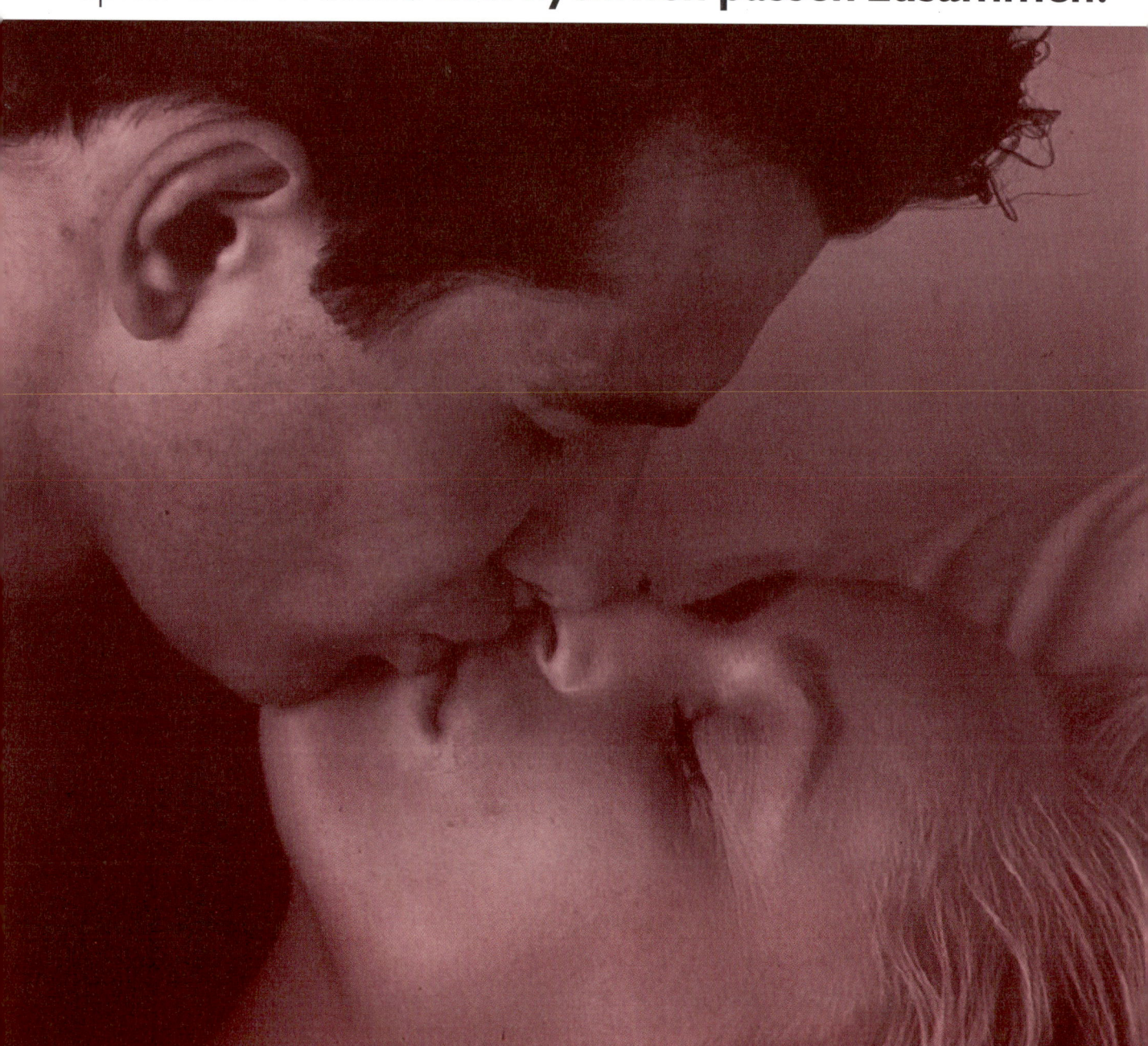

# Mit dem Rad die Kompatibilität überprüfen

Kompatibilität, das heißt die Vereinbarkeit zweier Systeme, ist ein amüsanter Bereich der Biorhythmik, der allerdings noch nicht wissenschaftlich bewiesen ist. Man sagt, zwei Menschen passen von ihren Biorhythmen her zusammen, wenn sich diese ähneln oder weitgehend übereinstimmen. Um dies genau zu berechnen, befolgen Sie die nachfolgenden einfachen Schritte:

1. Erstellen Sie den Biorhythmus für die ältere Person für das Geburtsjahr der jüngeren Person. Wenn beispielsweise die ältere Person bei der Geburt der jüngeren fünf Jahre alt war, dann stellen Sie über dem Geburtsdatum der älteren Person die Zahlen ein, die in der Alterstabelle (siehe Seite 25) für das Alter 5 anggeben sind. Rechnen Sie dann die Anzahl der Schaltjahre zwischen den beiden Geburtsdaten zurück.

2. Stellen Sie den Cursor genau auf das Geburtsdatum der jüngeren Person.

3. Zählen Sie mit dem Cursor die Anzahl der Tage nach dem Geburtsdatum (aber ohne das Geburtsdatum selbst) der jüngeren Person (wie auf dem gerade erstellten Chart angezeigt) bis zum ersten aufsteigenden, darauffolgenden kritischen Tag (und diesen eingeschlossen). Machen Sie das für jeden Zyklus: Lesen Sie dann in der Kompatibilitätstabelle nach (siehe rechts).

Hinweis: Kritische Tage sind Tage, an denen ein beliebiger Zyklus die Mittellinie (auch Null-Linie) kreuzt. Ein aufsteigender kritischer Tag ist einer, an dem der Biorhythmus nach oben wandert, nachdem er die Mittellinie gekreuzt hat.

Erklärung der Symbole für die Kompatibilitätstabelle: * Körperlich: 0% fällt eigentlich auf den 11,5. Tag. ** Geistig: 0% fällt eigentlich auf den 16,5. Tag.

## Kompatibilitätstabelle

| Tage zwischen den Biorhythmus-Zyklen | Körperlicher Zyklus | Seelischer Zyklus | Geistiger Zyklus |
|---|---|---|---|
| 0 | 100% | 100% | 100% |
| 1 | 91% | 93% | 94% |
| 2 | 83% | 86% | 88% |
| 3 | 74% | 79% | 82% |
| 4 | 65% | 71% | 76% |
| 5 | 56% | 64% | 70% |
| 6 | 48% | 57% | 64% |
| 7 | 39% | 50% | 58% |
| 8 | 30% | 43% | 52% |
| 9 | 22% | 36% | 46% |
| 10 | 13% | 29% | 39% |
| 11 | 4% | 21% | 33% |
| 12 | 0% * | 14% | 27% |
| 13 | 13% | 7% | 21% |
| 14 | 22% | 0% | 15% |
| 15 | 30% | 7% | 9% |
| 16 | 39% | 14% | 3% |
| 17 | 48% | 21% | 0% ** |
| 18 | 56% | 29% | 9% |
| 19 | 65% | 36% | 15% |
| 20 | 74% | 43% | 21% |
| 21 | 83% | 50% | 27% |
| 22 | 91% | 57% | 33% |
| 23 | 100% | 64% | 39% |
| 24 | | 71% | 46% |
| 25 | | 79% | 52% |
| 26 | | 86% | 58% |
| 27 | | 93% | 64% |
| 28 | | 100% | 70% |
| 29 | | | 76% |
| 30 | | | 82% |
| 31 | | | 88% |
| 32 | | | 94% |
| 33 | | | 100% |

# Partnerschaft und Ehe

## Inkompatibilität

Ob Biorhythmen zusammenpassen, hängt vom Geburtsdatum der jüngeren der beiden Personen ab. An den Zahlen ändert sich nichts. Damit läßt sich auf einfache Weise ausdrücken, um wieviel Tage die Biorhythmen zweier beliebiger Personen in jedem der drei Zyklen auseinanderliegen.

BEISPIEL: Erstellen Sie die Biorhythmen für Prinz Charles (den älteren) für den Geburtstag von Prinzessin Diana (die jüngere).

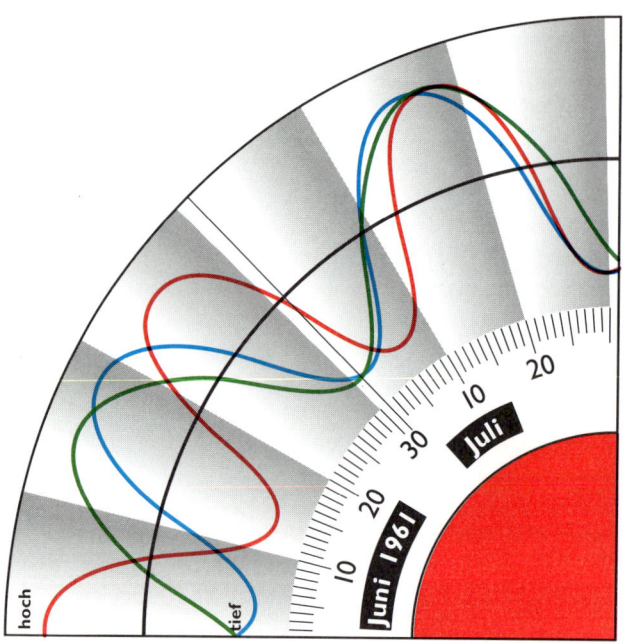

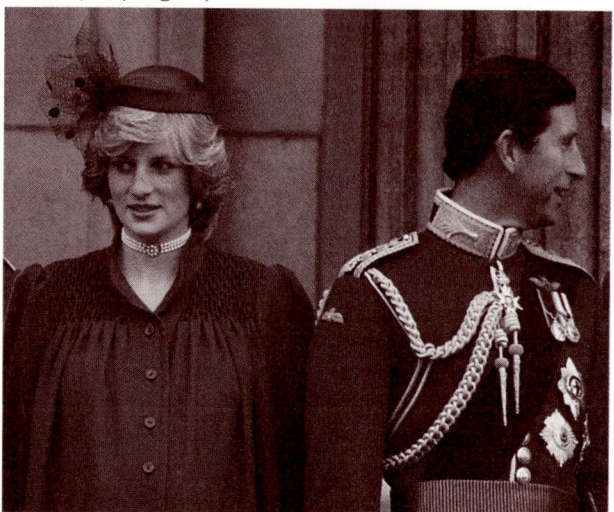

Prinzessin Diana und Prinz Charles auf dem Balkon des Buckingham-Palastes. Die Prinzessin war zu jener Zeit schwanger.

Fallstudie: **Prinz Charles an Prinzessin Dianas Geburtstag,** *dem 1. Juli 1961*

Prinz Charles, geboren am 14. November 1948, und Prinzessin Diana, geboren am 1. Juli 1961, haben Biorhythmen, die schlecht zusammenpassen. Das hier abgebildete Rhythmogramm von Prinz Charles als dem älteren der beiden, zeigt seine Biorhythmen am Geburtstag seiner späteren Frau, dem 1. Juli 1961. Sie passen wie folgt zusammen: körperlich 4 Prozent; seelisch 43 Prozent und geistig 52.

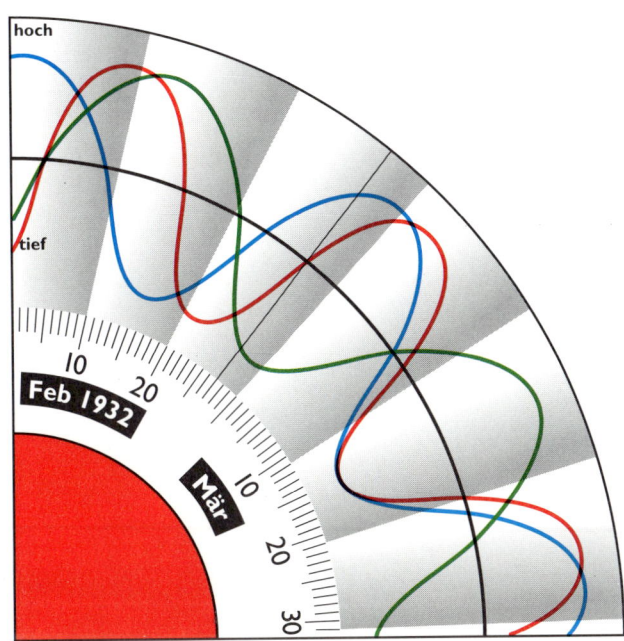

## Kompatibilitäts-Extreme

Vermeiden Sie nach Möglichkeit Kompatibilitäts-Extreme, das heißt entweder sehr hohe oder sehr tiefe Kompatibilität. Hohe Kompatibilität kann zu einer aufregenden, aber kurzlebigen Beziehung führen, während man bei geringer Kompatibilität wahrscheinlich erst gar nicht vom Fleck kommt.

Paare, die sich scheiden lassen, um dann erneut eine gemeinsame Ehe zu schließen, haben im allgemeinen eine sehr hohe Biorhythmus-Kompatibilität auf körperlicher Ebene (100 Prozent oder 91 Prozent), was dramatische Konkurrenzkämpfe zur Folge hat. Die anderen Zyklen bewegen sich meistens auf niedrigem Niveau. Wiederheirat nach einer Scheidung kommt häufiger vor, als man allgemein annimmt.

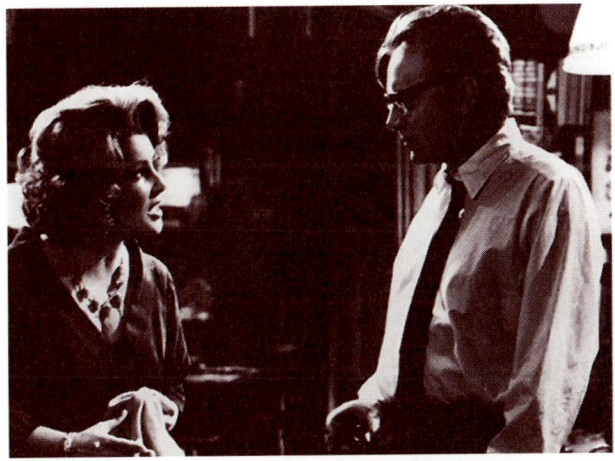

Elizabeth Taylor und Richard Burton bei Aufnahmen zu »Wer hat Angst vor Virginia Woolf?« im Jahr 1966.

## Paare, die nur in einem Zyklus harmonieren

In vielen Ehen stellt sich heraus, daß die Ehepartner nur in einem Zyklus zusammenpassen. Die Ehe mag zwar weiterbestehen, ist jedoch nicht immer für beide Partner befriedigend.

Paare mit 100 Prozent oder 93 Prozent seelischer Kompatibilität streiten oft heftig, besonders wenn beide Hitzköpfe sind. Es mag auch schöne Zeiten geben, die beide genießen, aber jeder Streit ist schrecklich und verletzend. Es ist ein Kampf um die emotionale Dominanz zwischen zwei ebenbürtigen Widersachern.

Ich habe Freunde, die seelisch und geistig 100 Prozent kompatibel sind. Ihre körperliche Kompatibilität ist gering. Zunächst gab es kein glücklicheres Paar als die beiden. Dann stritten sie sich immer häufiger. Sie heirateten und ließen sich noch im selben Jahr scheiden.

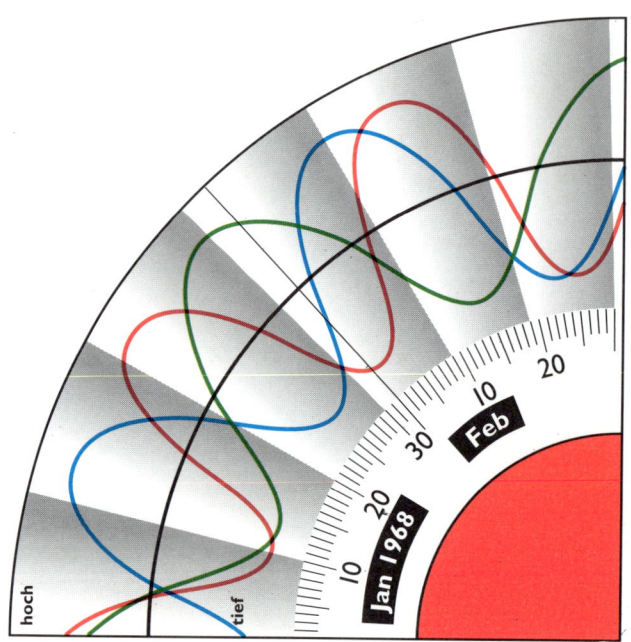

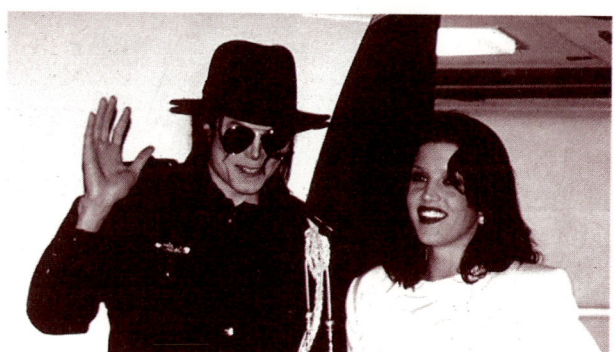

Michael Jackson und Lisa Marie in Ungarn.

Fallstudie: **Michael Jackson an Lisa Marie Presleys Geburtstag,** *dem 1. Februar 1968*

Der Superstar Jackson, geboren am 29. August 1958, heiratete Lisa Marie Presley, geboren am 1. Februar 1968. Sie passen nur in einem Zyklus, dem seelischen, sehr gut zusammen, nämlich 93 Prozent, in den beiden anderen Zyklen jedoch liegt der Prozentsatz nur bei 39 Prozent (körperlich) beziehungsweise bei 33 Prozent (geistig). Dies läßt vermuten, daß einer der beiden dominieren will.

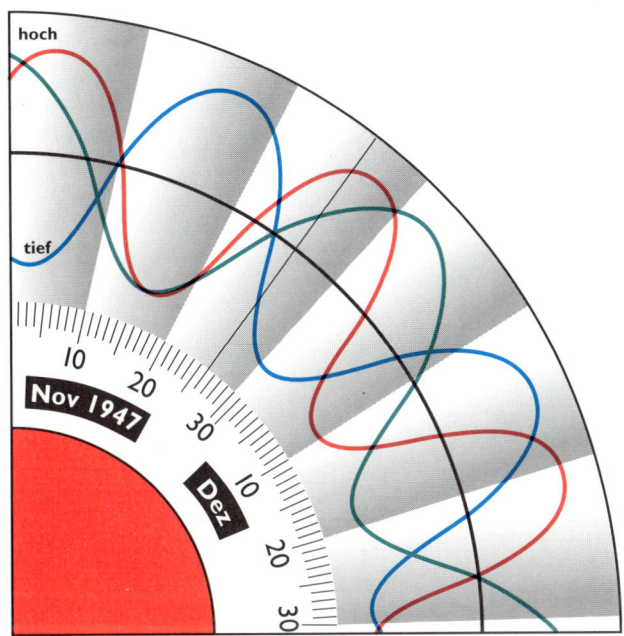

## Paare, die in zwei Zyklen harmonieren

In diese Kategorie, bei der die Kompatibilität akzeptabel ist, fallen viele Paare. Sie passen zueinander, Extreme der beiden Biorhythmen werden vermieden. Sie bilden eine recht gute Arbeitsgemeinschaft, und ihr Leben ist so befriedigend, daß sie ganz gut zurechtkommen.

Kompatibilität der Biorhythmen ist nicht immer selbstverständlich, und andere Faktoren haben einen ebenso großen Einfluß. Solange wir jemanden nicht kennenlernen, solange wir nicht mit ihm zusammenleben, zeigen wir uns meistens von unserer besten Seite.

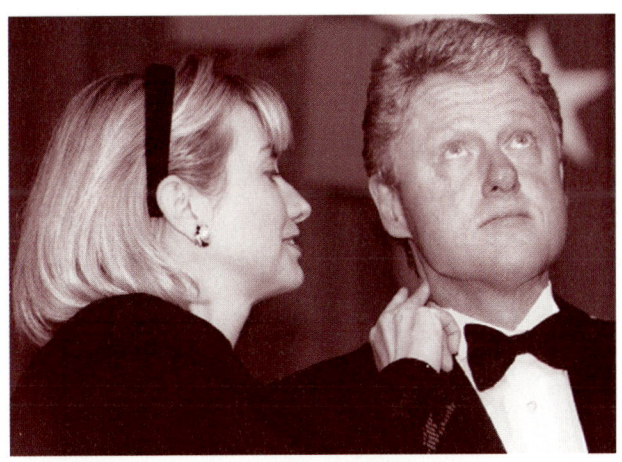

Bill Clinton und First Lady Hillary Rodham Clinton bei der 10-Jahres-Konferenz des Democratic Leadership Council im Jahr 1994.

# Paare, die gut harmonieren

Bei allen Biorhythmen der Menschen, die ich kenne und die für eine lange Beziehung wie füreinander geschaffen zu sein scheinen, lag die Kompatibilität in allen drei Zyklen bei mehr als 50 Prozent.

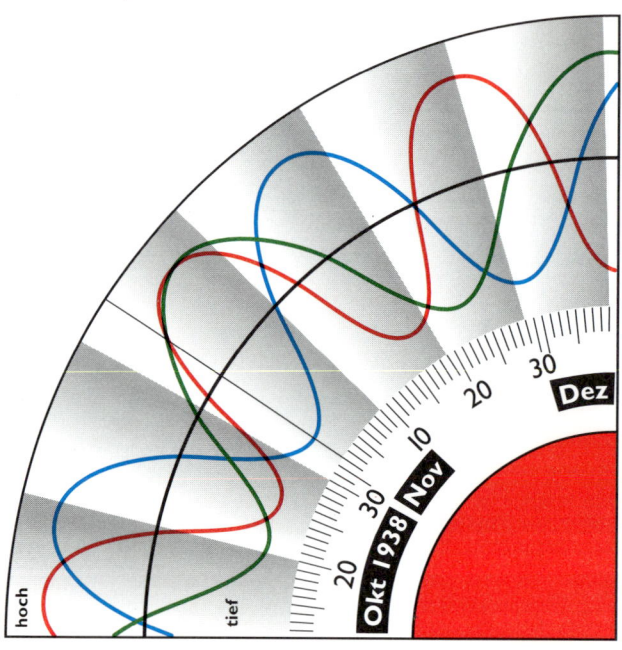

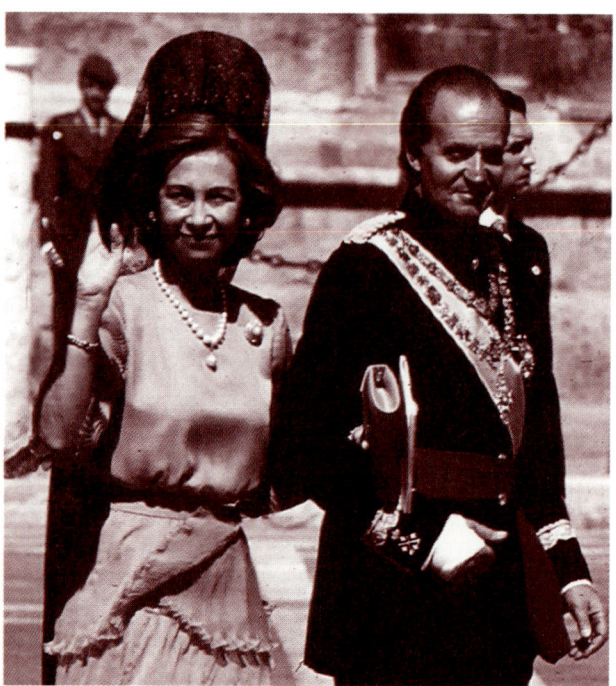

Ein Königsgemahl und seine Gemahlin, König Juan Carlos und Königin Sophia von Spanien bei einer Hochzeit.

**Fallstudie: König Juan Carlos an Königin Sophias Geburtstag,** *dem 2. November 1938*

König Juan Carlos von Spanien wurde am 5. Januar 1939 geboren, Königin Sophia am 2. November 1938. Sie sind seit über 30 Jahren verheiratet und passen in allen Bereichen gut zusammen: 83 Prozent im körperlichen, 50 Prozent im seelischen und 76 Prozent im geistigen Zyklus.

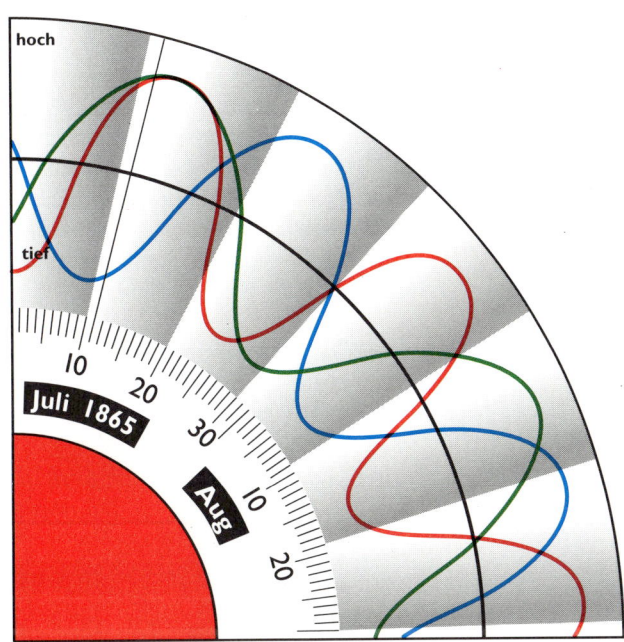

## Paare, die besonders gut zusammenpassen

Die beste Grundlage für eine Ehe ist aus biorhythmischer Sicht, wenn die Kompatibilität in allen drei Zyklen knapp über 50 Prozent beträgt. Siehe dazu das Beispiel von James und Sarah Burgess, die 82 Jahre verheiratet waren.

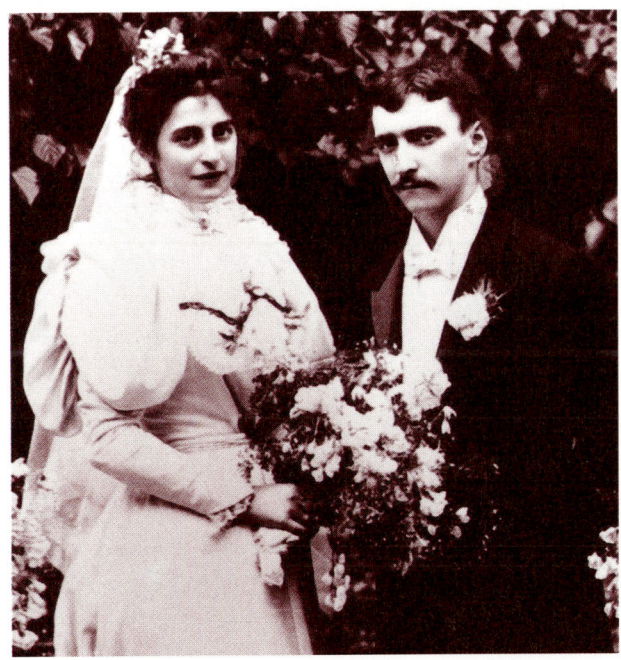

Ein altes Hochzeitsfoto aus dem späten 19. Jahrhundert, als man noch davon ausging, daß eine Ehe ein ganzes Leben lang hält.

**Fallstudie: James Burgess an Sarah Gregory Burgess' Geburtstag, *dem 11. Juli 1865***

James Burgess, geboren am 3. März 1861, und Sarah Gregory Burgess, geboren am 11. Juli 1865, halten den Rekord als das am längsten verheiratete britische Ehepaar. 1965 feierten sie ihren 82. Hochzeitstag. Ihre ausgezeichnete Biorhythmus-Kompatibilität war: körperlich 65 Prozent, seelisch 64 Prozent und geistig 58 Prozent.

# Familienbeziehungen

Es gibt einige Beweise dafür, daß das »Lieblingskind« (das, mit dem ein Elternteil am besten zurechtkommt), mit diesem Elternteil biorhythmisch gesehen am besten harmoniert. Probieren Sie es bei sich selbst aus. Dieses Prinzip funktioniert genausogut bei anderen familiären Beziehungen.

Die Reaktion der Mutter auf ihr Kind hängt davon ab, ob ihre Biorhythmen zum Zeitpunkt der Geburt auf- oder absteigend waren. Es könnte auch einen Zusammenhang zwischen der postnatalen Depression und dem Biorhythmus-Stand der Mutter zum Zeitpunkt der Geburt geben. Die Familienmitglieder der Nobelpreisträgerin Marie Curie paßten biorhythmisch gesehen gut zusammen. Eltern und Kinder führten ein erfülltes Leben. Madame Curie erwarb als eine der ersten beiden Frauen in Europa einen Doktorgrad und wurde die erste Professorin an der Pariser Sorbonne. Sie wurde durch zwei Nobelpreise – einen davon bekam sie zusammen mit ihrem Ehemann Pierre Curie – berühmt. Ihre Tochter Irène wurde Physikerin und gewann, ebenfalls mit ihrem Mann, Frédéric Joliot, einen Nobelpreis. Ihre jüngere Tochter Eve wurde eine bekannte Konzertpianistin und schrieb die Biographie ihrer Mutter.

Biorhythmus-Kompatibilität in einer Familie muß im Zusammenhang mit anderen individuellen Interessen und Leistungen berücksichtigt werden.

Fallstudie: **Marie Curie am Geburtstag ihrer Tochter Irène,** *dem 12. September 1897*

Marie Curie wurde am 7. November 1867 geboren. Mit ihrem Mann Pierre harmonierte sie körperlich 39 Prozent, seelisch 29 und geistig 76 Prozent. Irène wurde am 12. September 1897 geboren. Sie harmonierte mit ihrer Mutter Marie (links) körperlich zu 100, seelisch zu 29 und geistig zu 27 Prozent. Mit ihrem Mann Frédéric: körperlich 91 Prozent, seelisch 64 Prozent, geistig 70 Prozent. Eve wurde am 6. Dezember 1904 geboren. Ihre Kompatibilität mit Marie war: körperlich 22, seelisch 79, geistig 88 Prozent. Mit Irène: körperlich 74, seelisch 29, geistig 88 Prozent.

Pierre wurde am 15. Mai 1859 geboren. Seine Kompatibilität mit Irène war: körperlich 39, seelisch 100, geistig 52 Prozent. Mit Eve: körperlich 13, seelisch 29, geistig 39 Prozent.

# Arbeitsbeziehungen

### Gruppenarbeit

Beziehungen am Arbeitsplatz sind entscheidend für das Wohlbefinden des einzelnen und den Erfolg der Firma. Die meisten Forschungsarbeiten und praktischen Anwendungen der Ergebnisse auf diesem Gebiet stammen aus Japan, wo viele Unternehmen mit Hilfe von Biorhythmen für ausgewogene Arbeitsbeziehungen auf allen Ebenen sorgen. Beispielsweise werden Abteilungsleiter darauf geschult, herauszufinden, ob jemand in ihre Arbeitsgruppe paßt oder nicht. Das ist häufig der Fall, weil der Arbeitnehmer biorhythmisch nicht mit seinen direkten Arbeitskollegen harmoniert. Ist das Problem gelöst – der Betreffende wird beispielsweise in eine geeignetere Arbeitsgruppe versetzt –, läuft die Produktion wieder besser.

Interessanterweise scheint der seelische Zyklus im Verkaufsbereich besonders ausschlaggebend zu sein. Gutachten japanischer Verkäufer haben gezeigt, daß sie ihre Verkaufszahlen mit geringem Aufwand erbringen, ja sogar sie verbessern, wenn der seelische Zyklus eine Hochphase hat. In einer Tiefphase, so stellten sie fest, brauchten sie viel mehr Energie, um ihre Ziele zu erreichen. An seelisch kritischen Tagen entspricht die Verkaufskraft erwartungsgemäß der Regel. In Japan schenkt man den seelisch kritischen Tagen weit mehr Beachtung als in westlichen Ländern.

Industriebossen und Personalleitern wird geraten, Angestellte nicht zu tadeln, wenn sie selber seelisch kritische Tage haben, denn sie sind dann »zu emotional und nicht wirklich überzeugend« (Professor K. Tatai, *Biorhythms for Living*). Ich frage mich nur, was passiert, wenn ein Angestellter einen »nicht rezeptiven Biorhythmus-Tag« hat, wenn er gemaßregelt wird – wahrscheinlich erfährt man das im Ausbildungsprogramm.

1992 initiierte die London Underground ein Ausbildungsprogramm, das mich stark an Autogenes Training erinnerte. Das Personal sollte bereits vorab vor Tagen gewarnt werden, an denen es wahrscheinlich gröber mit den Fahrgästen umgehen würde. Dem Unternehmen schwebte eine Partnerschaft zwischen Personal und Fahrgästen vor.

Wenn das Peronal mehr auf die Öffentlichkeit eingeht und diese wiederum positiv reagiert, ist eine Partnerschaft sicher eine gute Idee; wenn es aber zuwenig Personal gibt, dann ist selbst die beste Ausbildung umsonst.

Da die finanziellen Mittel fehlten, wurde das oben beschriebene Projekt schließlich ad acta gelegt.

### Individuelle Arbeitsbeziehungen

Auf einer Tagung der CIBA Foundation in London Ende 1992 ging es im einzelnen um die Arbeitsbeziehungen von sechs bekannten Arbeitsgemeinschaften, deren Ideen auf viele großen Einfluß hatten. Eine davon war die zwischen Sigmund Freud und Wilhelm Fließ (siehe Seite 101-102). Bei jeder Gemeinschaft konnte man beobachten, daß einer der beiden Beteiligten extrovertiert (der Vordermann) war und der introvertiertere diesem intellektuell überlegen war.

Zwar wurden Pierre und Marie Curie (gegenüberliegende Seite) auf dieser Tagung nicht erwähnt, aber dieselben Prinzipien ließen sich auch auf ihre familiären Beziehungen anwenden.

Rudolf Nurejew und Margot Fonteyn bei der Aufführung von »Paradise Lost«

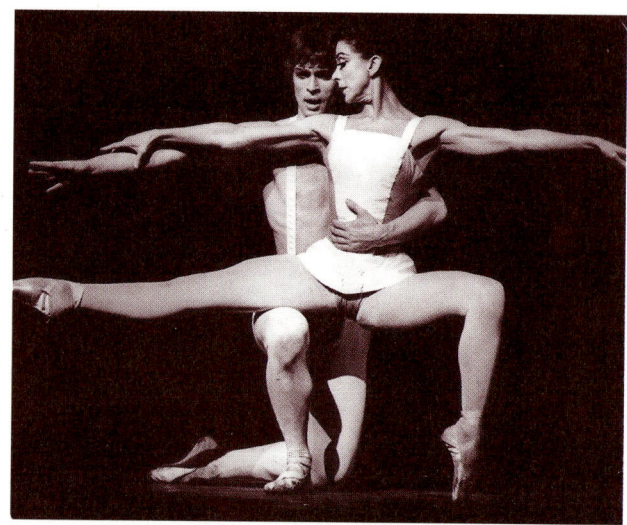

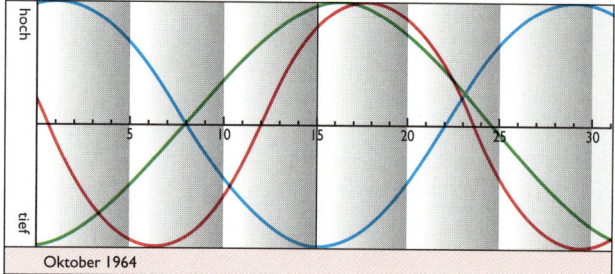

Fallstudie: **Rudolf Nurejew,** *15. Oktober 1964*

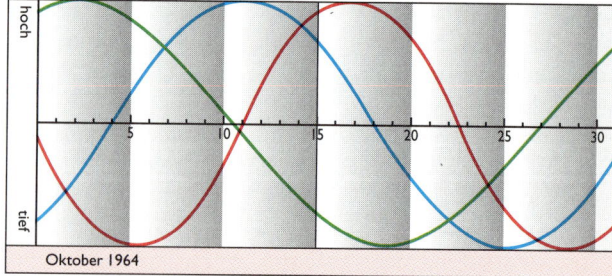

Fallstudie: **Dame Margot Fonteyn,** *15. Oktober 1964*

## Nurejew und Fonteyn

Der russische Ballettänzer Rudolf Nurejew wurde am 17. März 1938 geboren, die englische Primaballerina Margot Fonteyn am 18. Mai 1919. Ihre kreative, erfolgreiche Partnerschaft dauerte sehr lange. Am 15. Oktober 1964 tanzten sie in »Schwanensee« in der Wiener Staatsoper und bekamen 89 standing ovations – ein neuer Rekord. Nurejews Biorhythmen waren HTH, Fonteyns HHT.

Ihre Biorhythmus-Kompatibilität war: körperlich 91 Prozent, seelisch 29 Prozent und geistig 15 Prozent. Zwar hatten sie meistens gleichzeitig ein Hoch beziehungsweise ein Tief im körperlichen Zyklus, vier Hochphasen wären aber für sie recht ungewöhnlich gewesen. Dies war an dem Tag der Fall, an dem sie vor einem hingerissenen Publikum die Rekordzahl für standing ovations erreichten.

### Zusammenfassung

Bei jedem kreativen Projekt ist die Kompatibilität der Partner besonders wichtig für ihren Erfolg. Im Ballett beispielsweise sollten die körperlichen Zyklen einigermaßen übereinstimmen, um das Gleichgewicht und die körperliche Koordination zu gewährleisten.

Die Rolling Stones bei einem
Konzert in London, 1995.

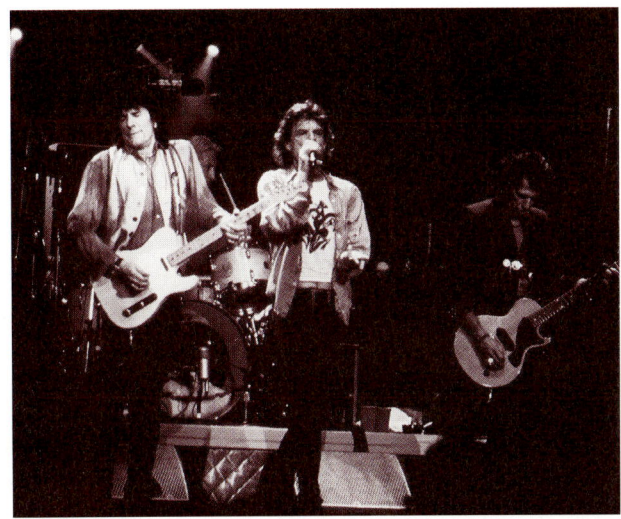

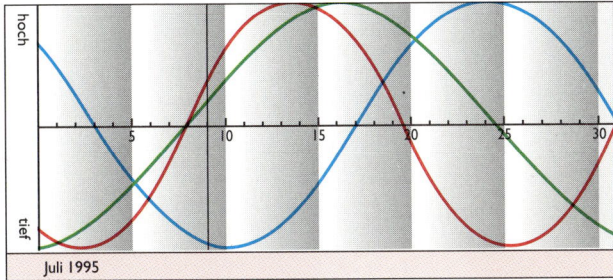

Fallstudie: **Mick Jagger,** *9. Juli 1995*

## Jagger und Richards

Mick Jagger wurde am 26. Juli 1943 geboren und der Gitarrist der Rolling Stones, Keith Richards, am 18. Dezember 1943. Die Voodoo Lounge Tour begann in England in Sheffield am 9. Juli 1995. Es heißt, daß diese Zwei-Jahres-Tournee, was die Einnahmen betrifft, alle bisherigen Tourneen von Stars wie Madonna, Michael Jackson und Pink Floyd in den Schatten gestellt hat.

Jagger und Richards arbeiten seit über 30 Jahren zusammen. Biorhythmisch gesehen passen sie wie folgt zusammen: körperlich 39 Prozent, seelisch 64 Prozent und geistig 21 Prozent. Sie haben sich oft gestritten, aber ihr seelischer Zyklus befindet sich in einer Hochphase. Der geistige liegt eher niedrig, das heißt einer ist intuitiv, der andere eher praktisch veranlagt. Manche Leute, die die beiden kennen, haben ihre Beziehung als die wichtigste in Mick Jaggers Leben bezeichnet. Beide wohnen in Richmond, Surrey.

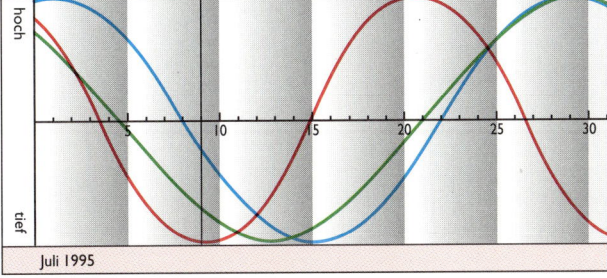

Fallstudie: **Keith Richards,** *9. Juli 1995*

## Zusammenfassung

Ob zwei Personen biorhythmisch zusammenpassen, hängt von einer Kombination ihrer Biorhythmen, den Umständen, ihrem Temperament und ihren Interessen ab. Handelt es sich in erster Linie um eine geschäftliche Partnerschaft, harmonieren sie wahrscheinlich auf geistiger Ebene gut miteinander.

# Die Raumfahrt der Apollo 13

### Eine Mission, die alle Rekorde bricht

Die rekordbrechende Apollo-13-Mission zum Mond verließ Cape Kennedy (heute Cape Canaveral), Florida, am 11. April 1970 und kam am 17. April zurück. Noch heute hält sie den Rekord für die größte von einem Menschen erreichte Höhe. Am 15. April 1970, um 1 Uhr 21 British Standard Time waren sie unglaubliche 254 Kilometer vom Mond und 400187 Kilometer von der Erde entfernt.

### Das Beinahe-Unglück

Die drei Astronauten von Apollo 13, Captain Lovell, Haise und Swigert, paßten biorhythmisch gesehen nicht besonders gut zusammen (siehe Tabelle gegenüberliegende Seite). Dieser Flug zum Mond stand unter einem schlechten Stern und endete um ein Haar in einer Katastrophe. Die Astronauten brachen zwar den Höhenrekord, kamen aber nicht bis zum Mond, weil am 13. April der Sauerstofftank explodierte. Jetzt mußten sie während des entsetzlichen, dreieinhalb Tage dauernden Rückflugs zur Erde eng zusammenarbeiten. Zum Glück harmonierten die drei biorhythmisch gesehen wenigstens so weit miteinander, daß sie überlebten.

### Ein anderes Szenario

Es hätte schlimmer ausgehen können. Swigert sprang für Thomas Matingley ein, der am 17. März 1936 geboren war. Matingley schied in letzter Minute aus, weil er an Masern erkrankt war. Matingley paßte biorhythmisch gesehen schlechter zu den anderen Astronauten als Swigert. Matingley und Haisley harmonierten biorhythmisch wie folgt: körperlich 74 Prozent, seelisch 0 Prozent und geistig 76 Prozent. Bei Matingley und Lovell sah es so aus: körperlich 39 Prozent, seelisch 86 Prozent und geistig 39 Prozent.

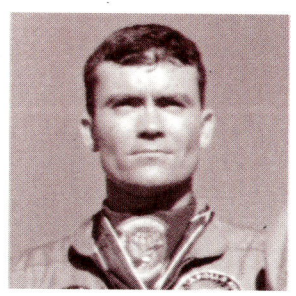

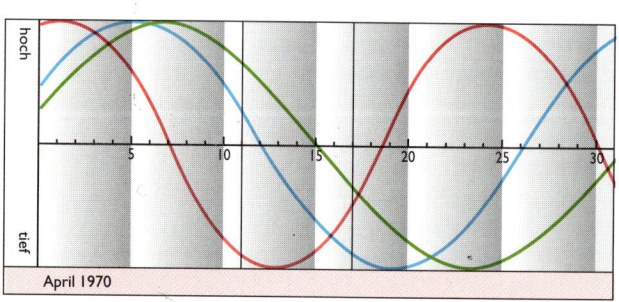

April 1970

**Fallstudie: Captain James A. Lovell,** *Mitte April 1970*

Lovell, am 25. März 1928 geboren, hatte einen seelisch kritischen Tag am 12. April, einen geistig kritischen Tag am 15./16. und einen körperlich kritischen Tag am 18. April.

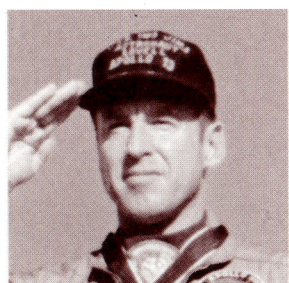

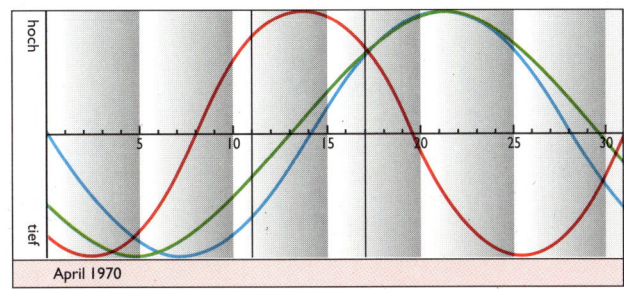

Fallstudie: **Fred W. Haise,**
*Mitte April 1970*

Haise, geboren am
14. November 1933, hatte
am 13. April einen geistig kritischen Tag und einen seelisch
kritischen Tag am 14. Ab dem
15. April hatte er eine dreifache Hochphase (HHH).

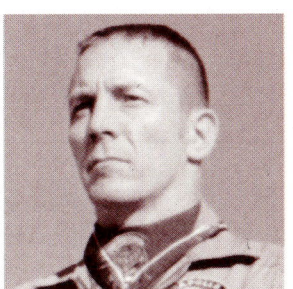

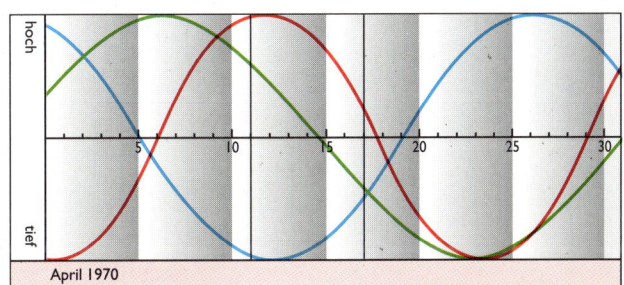

Fallstudie: **Jack Swigert,**
*Mitte April 1970*

Swigert, geboren am
30. August 1931, hatte einen
ansteigenden geistig kritischen Tag am 14. und einen
körperlich kritischen am
17. April.

### Kompatibilität der Besatzung

|  | KÖR | SEE | GEI |
|---|---|---|---|
| Lovell und Haise: | 13% | 14% | 15% |
| Lovell und Swigert: | 4% | 50% | 94% |
| Haise und Swigert: | 83% | 64% | 9% |

# Kapitel vier: **Biorhythmen für sich nutzen**

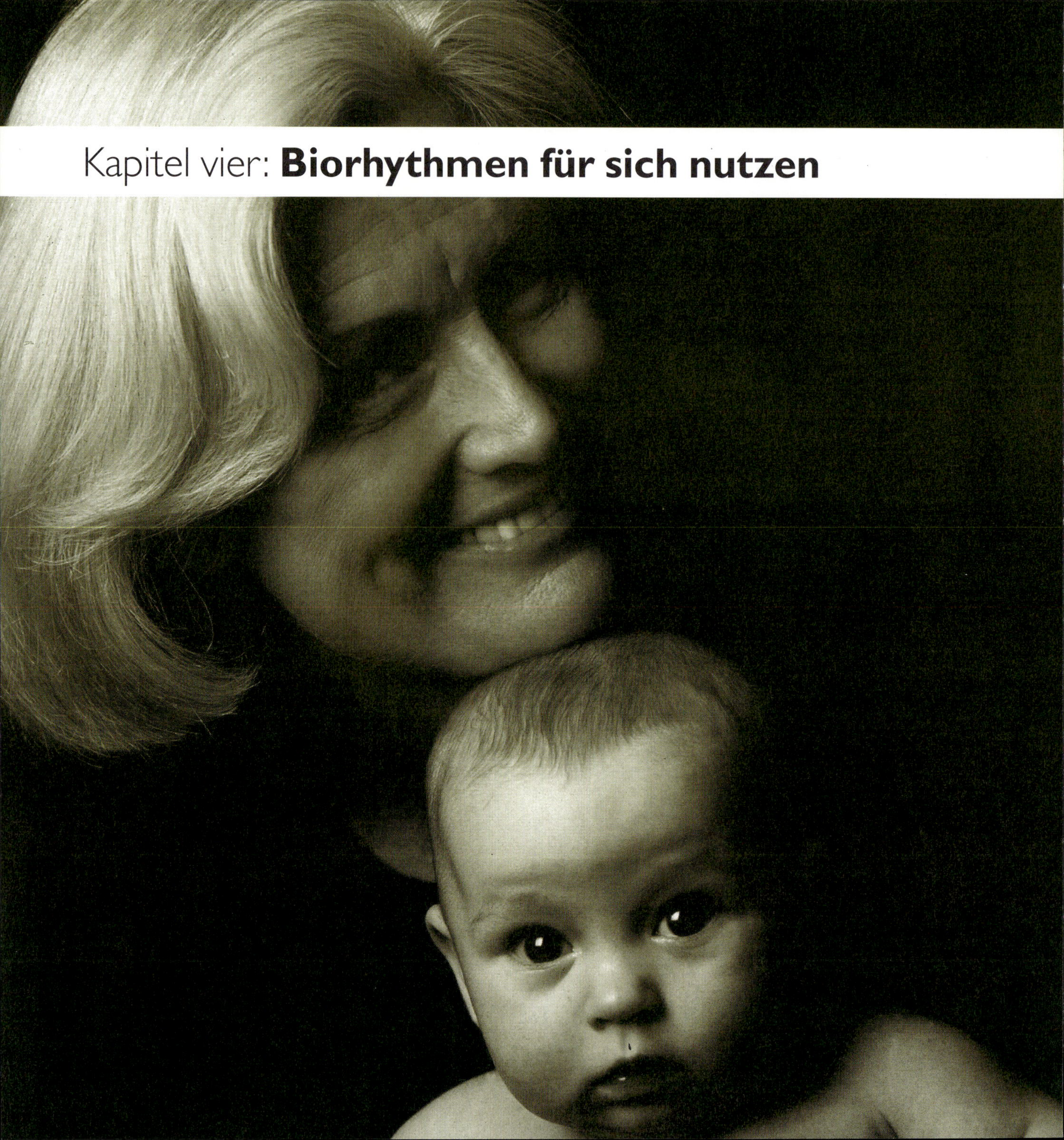

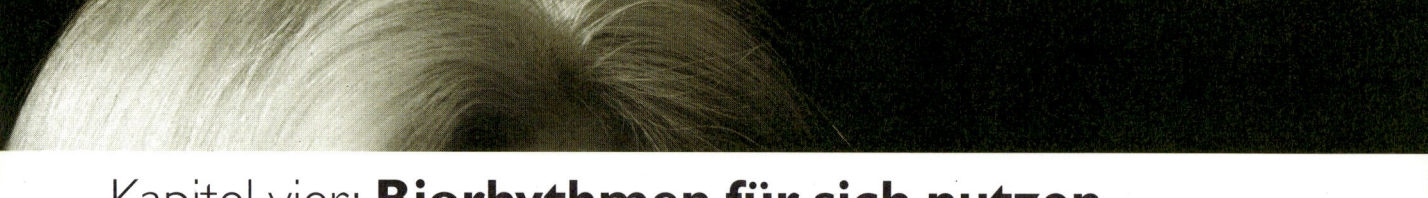

# Geburt und Tod

Von der Geburt bis zum Tod begleiten Biorhythmen unser Leben. Wir wollen deshalb beim Lebensbeginn, der Geburt und der Empfängnis, anfangen, denn dem liegt ein Muster zugrunde.

## Geburt

Anfang des zwanzigsten Jahrhunderts entdeckten Dr. Fließ und andere anhand der zyklischen Natur des Geburtsvorgangs die Biorhythmen. Fließ erforschte die Familienstammbäume von Tausenden seiner Patienten über drei Generationen hinweg, bevor er zu dem Schluß kam, daß natürliche Geburten (damit meine ich die, die nicht herbeigeführt werden) normalerweise dann stattfinden, wenn die Mutter einen körperlich oder seelisch kritischen Tag hat.

Seelisch kritische Tage fallen immer auf den gleichen Wochentag, und so kommt es häufig vor, daß Kinder am gleichen Wochentag wie ihre Mutter zur Welt kommen. Das führt dann oft zu gehäuft auftretenden Geburtstagen innerhalb einer Familie um bestimmte Wochentage herum.

Prinzessin Diana beispielsweise wurde an einem Samstag geboren, und ihr Sohn Prinz Henry ebenfalls an einem Samstag (siehe Rhythmogramm für Prinzessin Diana, unten links).

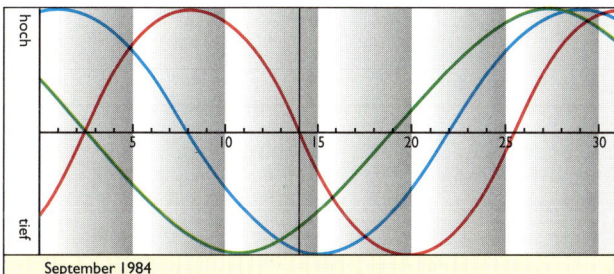

Fallstudie: **Prinzessin Diana,** *14. September 1984*

Prinzessin Diana wurde am 1. Juli 1961 geboren. Vor der Geburt ihres zweiten Sohnes setzten an einem körperlich kritischen Tag, dem 14. September 1984, die Wehen ein. Prinz Henry kam am 15. zur Welt. Prinz William wurde am 21. Juni 1982 geboren. Die Biorhythmen seiner Mutter standen HTH. Sie hatte am 19. Juni einen seelischen und am 20. einen körperlich kritischen Tag gehabt.

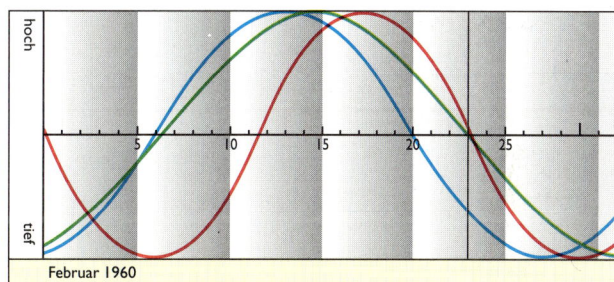

Fallstudie: **Die Kaiserin von Japan,** *23. Februar 1960*

Die Kaiserin von Japan wurde am 20. Oktober 1934 geboren. Sie gebar ihren Erben, den Kronprinzen Naruhito Hironomiya, am 23. Februar 1960, einem körperlich und geistig kritischen Tag. Ihr zweiter Sohn, Prinz Akishino, wurde am Tag vor einem geistig kritischen Tag geboren und ihre Tochter an einem Tag mit dreifachem Tief.

## Den Tag der Geburt voraussagen

Folgende Biorhythmus-Muster hängen mit der Geburt zusammen:

● Natürliche Geburten finden meistens dann statt, wenn im körperlichen und/oder seelischen Biorhythmus der Mutter ein kritischer Tag vorkommt.

● Die Geburt findet an einem seelisch kritischen Tag statt, wenn die Mutter besonders gereizt, besorgt oder sehr nervös ist.

● Sie findet oft an einem geistig kritischen Tag statt, wenn die Mutter älter als etwa vierunddreißig ist.

● Gibt es in den letzten beiden Schwangerschaftsmonaten über mehrere Tage hinweg eine dreifache Hochphase, kann die Mutter oft mit einer frühen, unkomplizierten Geburt rechnen.

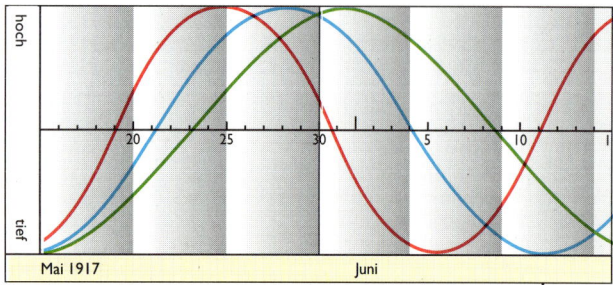

Fallstudie: **Rose Kennedy, *30. Mai 1917***

Rose Kennedy, geboren am 22. Juli 1890, war Mutter von neun Kindern. John Fitzgerald Kennedy kam am 30. Mai 1917 zur Welt. Der spätere Präsident der USA wurde geboren, als seine Mutter einen körperlich kritischen Tag hatte. Das entspricht dem üblichen Schema für eine normale Geburt.

## Das Geschlecht des Ungeborenen »voraussagen«

Ich sage zwar »voraussagen«, kenne dabei aber die Biorhythmusposition der Mutter zum Zeitpunkt der Empfängnis. Der Säurepegel der Gebärmutter variiert, und diese Schwankung bestimmt, welche Chromosomen (des männlichen Samens) die Eizelle befruchten. Das heißt, wenn der körperliche Zyklus der Mutter eine Hochphase hat, ihr seelischer eine Tiefphase, daß das Kind wahrscheinlich ein Junge wird.

Hat die Mutter ein Hoch im seelischen Zyklus in Verbindung mit einem Tief im körperlichen Zyklus, dann wird das Kind wahrscheinlich ein Mädchen.

Sind körperlicher und seelischer Zyklus zum Zeitpunkt der Empfängnis gleichzeitig auf Hoch- beziehungsweise Tiefstand, dann läßt sich das Geschlecht nicht genau vorhersagen.

Die erste Studie aus dem Jahr 1904 beweist die Genauigkeit dieser Form von »Vorhersage« in vier von fünf Fällen (etwa achtzig Prozent Trefferquote). Es handelte sich dabei um eine retrospektive Studie von Dr. Fließ, aber die Zahlen haben sich seither bestätigt. Damit ließe sich vielleicht auch erklären, warum auf fünf neugeborene Mädchen zwischen sechs und sieben Jungen kommen. Da aber etwas mehr Jungen als Mädchen in frühen Jahren sterben, gleicht die Natur das wieder aus.

Diese Methode der »Vorhersage« weist eine etwas höhere Trefferquote auf als die der Londoner Klinik, die den Eltern anbietet, das Geschlecht des Kindes zu bestimmen. Das Geschlecht des Kindes mit Hilfe von Biorhythmen vorherzusagen, ist natürlich nicht mit Kosten verbunden.

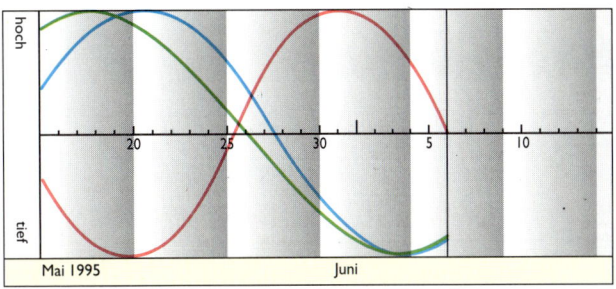

# Tod

Todesfälle – seien sie unfallbedingt oder natürlich –, ereignen sich normalerweise an einem der drei kritischen Tage, sehr oft am körperlich kritischen Tag. In dem vorliegenden Buch finden Sie überall Biorhythmus-Sequenzen, die sich auf Tod beziehen. Professor Tatai aus Japan hat darauf hingewiesen, daß er beim bevorstehenden Tod eines todkranken Patienten dessen Angehörigen das vermutliche Todesdatum mitteilt, denn dies hilft ihnen seiner Meinung nach, besser mit der Situation zurechtzukommen.

Die dreifache Tiefphase steht in Zusammenhang mit natürlichen Todesfällen. Hier sind es meistens ältere Menschen, die im Schlaf sterben.

Fallstudie: **René Firino-Martell,** *6. Juni 1995*

Firino-Martell, geboren am 19. Februar 1927, war Nachfahre von Jean Martell in der achten Generation, einem Weinhändler aus Jersey, der nach Frankreich ging und dort 1715 sein Unternehmen gründete. Unter Martell wurde es zum zweitgrößten Cognac-Haus, wurde von einem multinationalen Konzern aufgekauft und etablierte sich in 140 Ländern. Leider starb Martell kurz vor den Feierlichkeiten zum 280. Gründungstag seines Unternehmens. Das war an einem körperlich kritischen Tag mit Tiefphasen in zwei Zyklen (KTT).

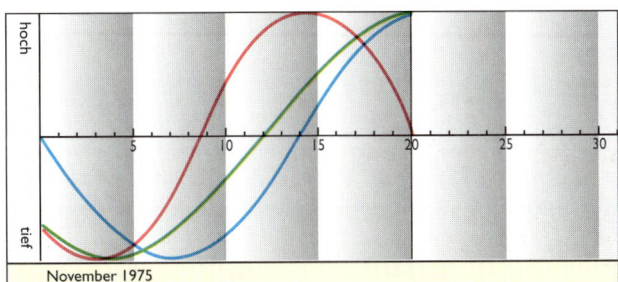

Fallstudie: **General Franco,** *20. November 1975*

General Franco aus Spanien, geboren am 4. Dezember 1892, war neununddreißig Jahre lang an der Macht, bevor er starb. Man hatte alle erdenklichen Methoden angewandt, um sein Leben zu verlängern, aber schließlich starb er an einem körperlich kritischen Tag (KHH), unmittelbar nach einer dreifachen Hochphase.

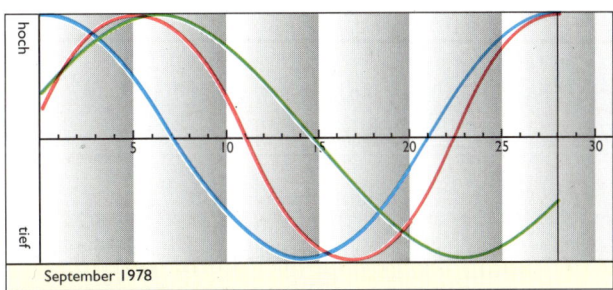

Fallstudie: **Johannes Paul I.,** *28. September 1978*

Johannes Paul I., geboren am 17. Oktober 1912, erlag nur dreiunddreißig Tage nach seiner Wahl zum Papst unerwartet einem Herzinfarkt. Überraschenderweise starb er an einem HHT-Tag. 1993 enthüllte ein Kardinal erstmals, daß sein Tod hätte verhindert werden können, wenn zwei anwesende Sekretäre eingegriffen hätten.

# Kreativität

## Phantasie und Erfindergeist

Ihre Kreativität ist in all ihren Erscheinungsformen sehr stark mit dem seelischen Zyklus verbunden. Viele berühmte Lieder, viele Gemälde, Bücher, Erfindungen, Tanzchoreographien und alle anderen kreativen Leistungen entstanden, als die betreffende Person zumindest im seelischen Zyklus ein Hoch hatte.

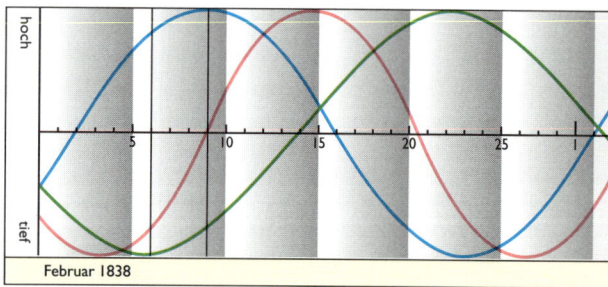

Fallstudie: **Charles Dickens, 6.-9. Februar 1838**

Charles Dickens wurde am 7. Februar 1812 geboren. Bereits 1838 waren seine Werke »Die Pickwickier« und »Oliver Twist« erschienen. Am 7. Februar 1838, seinem sechsundzwanzigsten Geburtstag, verkündete er in Hochstimmung, er habe mit der Arbeit an »Nikolas Nickelby« begonnen. Er begann am Vorabend, dem 6., mit dem Schreiben. Am 7. Februar waren seine Biorhythmen THT, wobei die Hochphase des seelischen Zyklus Kreativität bedeutete und die Tiefphase des geistigen Zyklus auf hohe Intuition hinwies. Zwei Tage später, am 9. (KHT), schloß er das erste Kapitel ab.

### Vincent van Gogh

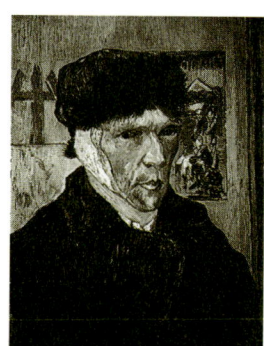

In Van Goghs Leben gab es viel Ablehnung, Frustration und Krankheit – und eine erstaunliche Kreativität. Sein Rhythmogramm umfaßt ein Jahr, das sehr kreativ und dramatisch war. In seinem Wohnort Arles in Frankreich vollendete van Gogh an die 200 Gemälde, 100 Zeichnungen und schrieb Hunderte von Briefen.

Im Oktober 1888 traf Gauguin ein, der bei ihm wohnen wollte. Sie gerieten aber in Streit, und van Gogh bedrohte Gauguin. Dieser flüchtete, Vincent schnitt sich das Ohr ab und wurde am folgenden Tag in ein Krankenhaus gebracht. Im darauffolgenden Jahr starb er.

Van Gogh schnitt sich sein Ohr an einem körperlich kritischen Tag ab, der auf einen geistig kritischen Tag folgte. Dies wies auf eine körperliche Ursache hin. Vielleicht litt er auch an der Ménière-Krankheit, einer Innenohrerkrankung, was möglicherweise auch seine Gemälde beeinflußt hat.

Dieser Künstler, der »mit einem feurigen Pinsel malte«, knüpfte seine kreativen Phasen an seine Emotionen: »Nicht wahr, die Erregung, der Ernst des Naturgefühls, die uns leiten – diese Erregungen sind manchmal so stark; man fühlt nicht, daß man arbeitet … Da muß man daran denken, daß es nicht immer so ist und daß man in Zukunft viele schwere Tage ohne Eingebung hat.« (Aus: Vincent van Goghs Briefe an seinen Bruder, hrsg. von Johanna Gesina van Gogh-Bongers, Frankfurt 1988, 2. Band)

Fallstudie: **Vincent van Gogh, Ereignisse und eine Auswahl seiner Werke,** *30. März 1888 bis 30. März 1889*

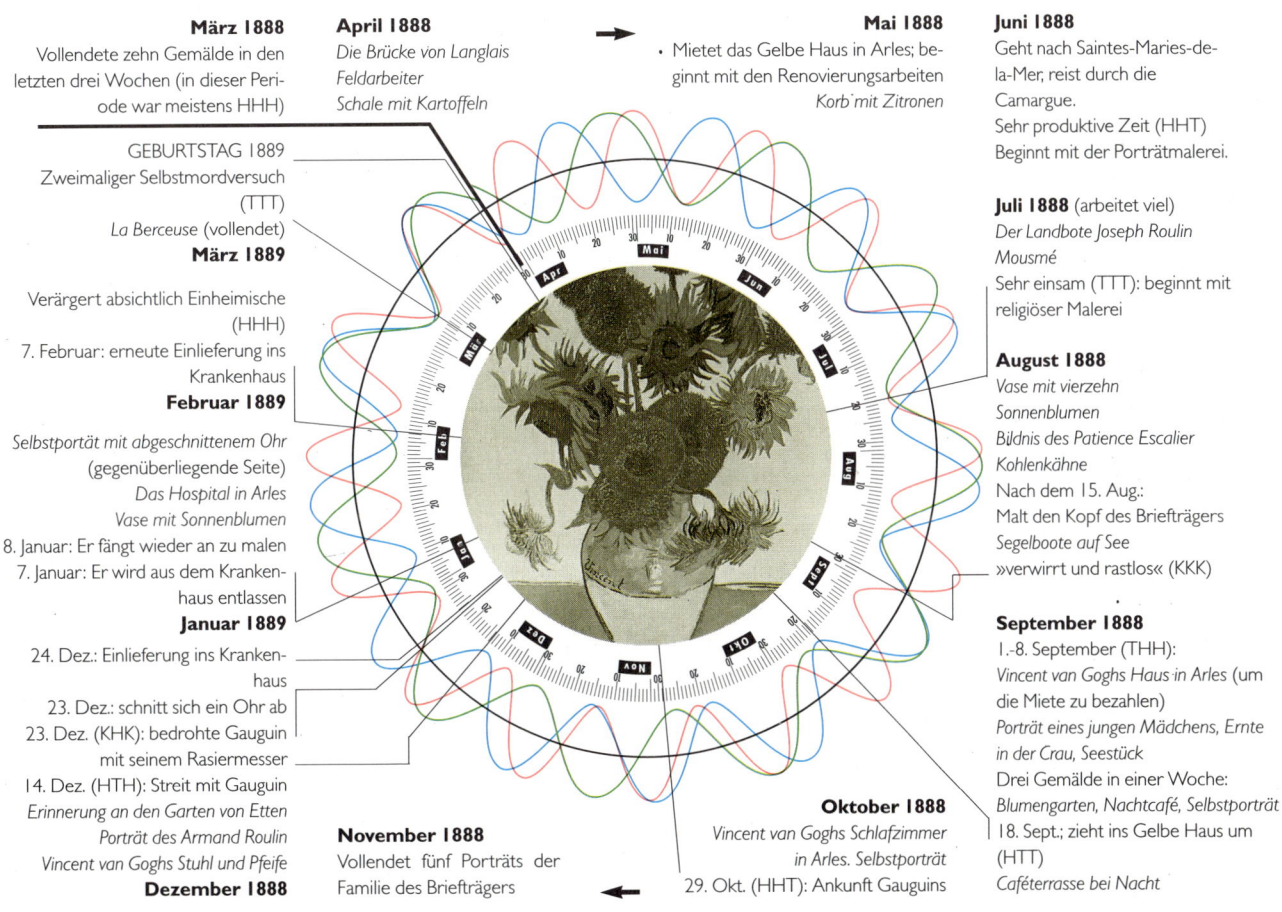

**März 1888**
Vollendete zehn Gemälde in den letzten drei Wochen (in dieser Periode war meistens HHH)

**April 1888**
*Die Brücke von Langlais*
*Feldarbeiter*
*Schale mit Kartoffeln*

**Mai 1888**
• Mietet das Gelbe Haus in Arles; beginnt mit den Renovierungsarbeiten
*Korb mit Zitronen*

**Juni 1888**
Geht nach Saintes-Maries-de-la-Mer, reist durch die Camargue.
Sehr produktive Zeit (HHT)
Beginnt mit der Porträtmalerei.

**Juli 1888** (arbeitet viel)
*Der Landbote Joseph Roulin*
*Mousmé*
Sehr einsam (TTT): beginnt mit religiöser Malerei

**August 1888**
*Vase mit vierzehn Sonnenblumen*
*Bildnis des Patience Escalier*
*Kohlenkähne*
Nach dem 15. Aug.:
Malt den Kopf des Briefträgers
*Segelboote auf See*
»verwirrt und rastlos« (KKK)

**September 1888**
1.-8. September (THH):
*Vincent van Goghs Haus in Arles* (um die Miete zu bezahlen)
*Porträt eines jungen Mädchens, Ernte in der Crau, Seestück*
Drei Gemälde in einer Woche:
*Blumengarten, Nachtcafé, Selbstporträt*
18. Sept.; zieht ins Gelbe Haus um (HTT)
*Caféterrasse bei Nacht*

**Oktober 1888**
*Vincent van Goghs Schlafzimmer in Arles. Selbstporträt*
29. Okt. (HHT): Ankunft Gauguins

**November 1888**
Vollendet fünf Porträts der Familie des Briefträgers

**Dezember 1888**
*Vincent van Goghs Stuhl und Pfeife*
*Porträt des Armand Roulin*
*Erinnerung an den Garten von Etten*
14. Dez. (HTH): Streit mit Gauguin
23. Dez. (KHK): bedrohte Gauguin mit seinem Rasiermesser
23. Dez.: schnitt sich ein Ohr ab
24. Dez.: Einlieferung ins Krankenhaus

**Januar 1889**
7. Januar: Er wird aus dem Krankenhaus entlassen
8. Januar: Er fängt wieder an zu malen
*Vase mit Sonnenblumen*
*Das Hospital in Arles*
*Selbstportät mit abgeschnittenem Ohr* (gegenüberliegende Seite)

**Februar 1889**
7. Februar: erneute Einlieferung ins Krankenhaus
Verärgert absichtlich Einheimische (HHH)

**März 1889**
*La Berceuse* (vollendet)
Zweimaliger Selbstmordversuch (TTT)
GEBURTSTAG 1889

# Entscheidungen treffen

## Gute Entscheidungen

Gute Entscheidungen werden oft dann getroffen, wenn die Biorhythmus-Sequenz entweder zwei Hochs und ein Tief oder drei Hochs aufweist. Die durch ein Zyklus-Tief bewirkte Balance dämpft das überschäumende Temperament der beiden Hochs. Sie werden sehr viel Motivation verspüren. Denken Sie daran, daß die Wirkungen der Biorhythmen durch Ihre Persönlichkeit, Ihr Wissen, Ihre Einstellung und Ihre Erfahrungen gemildert werden.

## Schlechte Entscheidungen

Zu ungünstigeren Entscheidungen kommt es oft dann, wenn die Zyklen sehr tief stehen, oder an einem kritischen Tag. Hier spielt besonders die Position des seelischen und des geistigen Zyklus eine Rolle. An Tagen mit dreifachem Tief sollte man Entscheidungen vermeiden, denn es verlangsamt das Denken, und ein dreifaches Hoch läßt einen unter Umständen zu übermütig werden. Entscheidungen, die am ersten kritischen Tag nach einer dreifachen Hochphase gefällt werden, sind mit Vorsicht zu genießen.

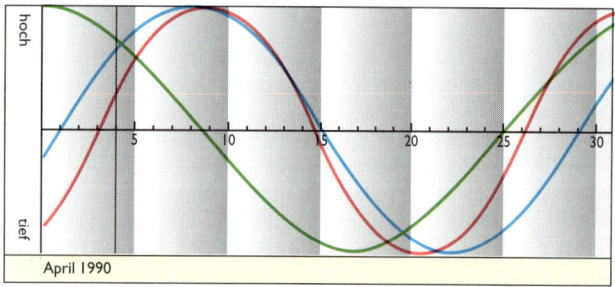

April 1990

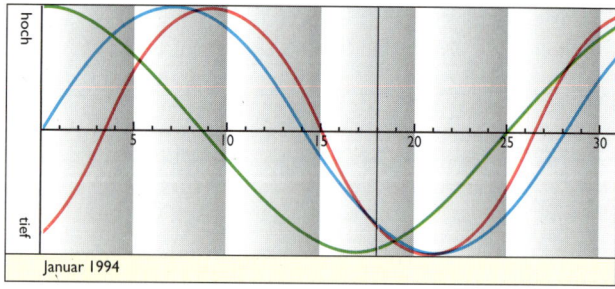

Januar 1994

Fallstudie: **König Baudouin,** *4. April 1990*

Der belgische König Baudouin wurde am 7. September 1930 geboren. Als überzeugter Katholik wollte er früher Trappistenmönch werden. Als das belgische Parlament ein Gesetz zur Abtreibung verabschiedete, sagte er, lieber danke er ab, als es zu unterzeichnen. Um dies zu verhindern, erklärte das Parlament ihn einen Tag lang für »regierungsunfähig«. Die Biorhythmen des Königs verzeichneten eine dreifache Hochphase (HHH), und er handelte aus der tiefen Überzeugung heraus, die richtige Entscheidung getroffen zu haben.

Fallstudie: **Michael Mates,** *18. Januar 1994*

Michael Mates, Mitglied des britischen Parlaments, wurde am 9. Juni 1934 geboren. Er löste einen größeren Alarm in den Houses of Parliament, Westminster, aus, als er den Wagen eines Freundes auf einer doppelten gelben Linie parkte, die Warnblinkanlage einschaltete und sich für drei Stunden entfernte. Er erklärte das später damit, daß er in Gespräche verwickelt worden sei und darüber den Wagen ganz vergessen habe. Dies ist ein gutes Beispiel für die geistige Schwerfälligkeit, die eine dreifache Tiefphase bewirken kann (TTT).

# Diäten

Planen Sie Ihre Diät, fangen Sie nicht einem Impuls folgend damit an. Impulsive Entscheidungen haben mit kritischen Tagen im geistigen Zyklus zu tun.

• Der beste Zeitpunkt für den Beginn einer Diät ist, wenn Sie körperlich ein Hoch haben und die anderen Zyklen aufsteigend sind. Die Ausschüttung des Hormons Melatonin, das den Stoffwechselvorgang im Körper reguliert, hängt mit bestimmten Aspekten des körperlichen Zyklus zusammen.

• Beginnen Sie mit einer Diät niemals an einem seelisch kritischen Tag.

• Planen Sie immer ein paar Belohnungen ein.

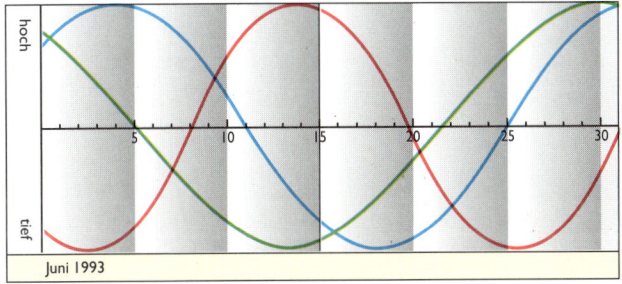

Juni 1993

**Fallstudie: Oprah Winfrey, 15. Juni 1993**

Die amerikanische Fernsehmoderatorin Oprah Winfrey wurde am 29. Januar 1954 geboren und hatte dauernd mit ihrem Gewicht und ihrer Diät zu kämpfen. In einer Krisensituation lief sie am 15. Juni 1993 davon, um allein zu sein, denn sie hielt sich für zu dick.

Ihre Biorhythmen verzeichneten HTT. Da sich ihr seelischer und geistiger Zyklus in einer Tiefphase befanden, fühlte sie sich zwar elend und abgelehnt, doch die Hochphase des körperlichen Biorhythmus gab ihr die Zuversicht, noch einmal mit ihrer Diät zu beginnen.

# Sexualtrieb

Gemeinhin assoziiert man Sexualtrieb mit einer Hochphase des körperlichen Zyklus. Dann fühlen sich die Menschen attraktiver, haben mehr Selbstvertrauen und wollen deshalb mehr Sex. Die physische Hochphase motiviert sie und gibt ihnen Energie, aber ist das der einzige Einfluß?

Zum Thema Biorhythmen und Sex wurde – mit Ausnahme des Kompatibilitäts-Aspekts (siehe Seite 41-47) – wenig geforscht. Ehen oder Beziehungen mit sehr hoher körperlicher Biorhythmus-Kompatibilität sind im allgemeinen dramatisch und kurzlebig. Der physische Aspekt ist jedoch ein starkes Band, und Paare, die diese Erfahrung machen, fühlen sich immer wieder fast zwanghaft zueinander hingezogen.

Ob allein der körperliche Biorhythmus die Qualität und die Häufigkeit sexueller Aktivitäten beeinflußt, das sollen meine Leser selbst entscheiden.

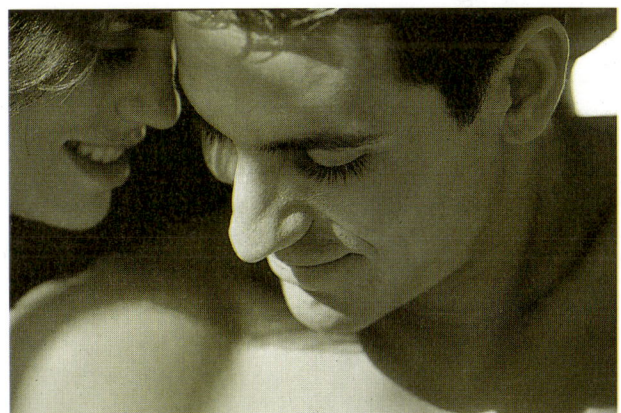

# Ausbildung, Prüfungen, Bewerbungsgespräche

Meistens können wir uns den Tag für eine Prüfung oder ein Bewerbungsgespräch nicht selbst aussuchen. Merken Sie sich die folgenden Punkte, besonders dann, wenn Sie das Datum selbst wählen können, wie beispielweise bei der Führerscheinprüfung.

## Rat für Kinder

Seit Mitte der siebziger Jahre wird im japanischen Erziehungssystem vermehrt auf Biorhythmen geachtet. Der folgende Hinweis stammt von dem Lehrer Yoshiyuki Okimura und richtet sich an Eltern, deren Kinder sich auf einen Test oder eine Prüfung vorbereiten.

● Geben Sie Ihrem Kind mindestens vier Tage vor irgendeiner Prüfung, unabhängig von seinem Biorhythmus, nahrhaftes, Vitamin-C-haltiges (gegen Streß) und Vitamin-B-Komplex-haltiges (stärkt das Nervensystem) Essen. Überprüfen Sie, ob Ihr Kind nicht an nervösem Durchfall leidet. Ich empfehle auch die Einnahme von Bachs Nottropfen (siehe Seite 109).

● Zeigen Sie Ihrem Kind zur Beruhigung mehrmals den Raum, in dem die Prüfung stattfindet.

## Wichtige Punkte in den Zyklen

Das Diagramm unten stellt ein paar Forschungsergebnisse zum Thema »Kinder und Lernen« heraus. Die Wirkung von Biorhythmen auf das Lernen variiert unter Umständen je nach Alter, Temperament und Motivation des Kindes. Die Kompatibilität zwischen Lehrer und Kind spielt auch eine sehr wichtige Rolle.

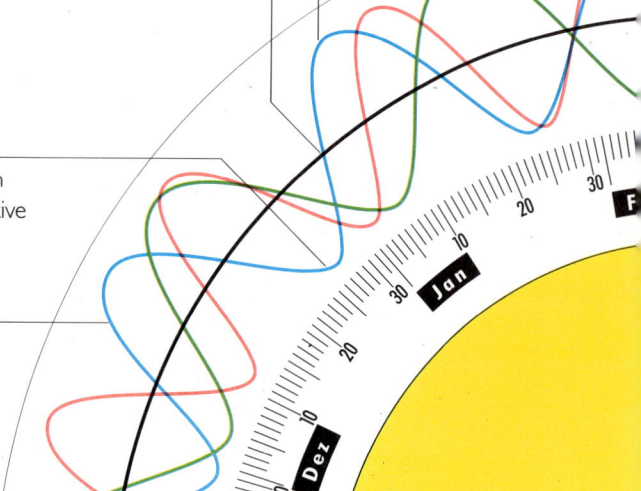

● Bei Kindern unter zehn Jahren sollte sich das Lernen komplizierter neuer Sachverhalte auf die Hochphasen des seelischen Zyklus beschränken.

● An seelisch kritischen Tagen werden jüngere Kinder kritisch und gereizt und gehen früher schlafen als sonst.

● Kindern sollte man nichts Schwieriges beibringen, wenn ihr seelischer Zyklus eine Tiefphase hat. Lassen Sie sie in dieser Zeit öfter spielen, denn Spielen ist kreativ.

● Legen Sie während der seelischen Tiefphasen mehr Gewicht auf repetitive Fähigkeiten, wie Sprachenlernen, Vokabeln lernen und Multiplizieren.

● Während einer seelischen Hochphase langweilen sich Kinder leichter und werden unruhig.

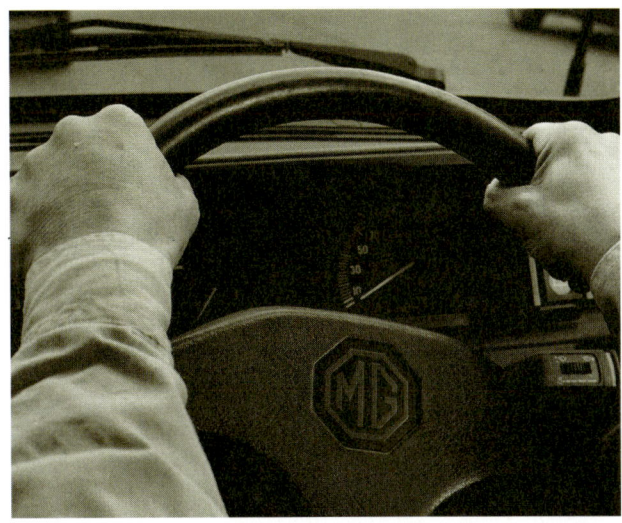

## Erwachsene: Führerscheinprüfung

● Legen Sie die Prüfung möglichst dann ab, wenn Sie Hochphasen in zwei Zyklen haben. Am wichtigsten ist hierbei eine Hochphase im körperlichen Zyklus. Der Fahrschüler muß dem Prüfer etwas vorführen und daher selbstbewußt scheinen, ob er es nun tatsächlich ist oder nicht. In Hythe, Cheshire gibt es eine Fahrschule, die seit Jahren mit Hilfe von Biorhythmen die Prüfungstermine so auswählt, daß möglichst viele Fahrschüler bestehen. Die Zahl der bestandenen Erstprüfungen stieg beträchtlich.

### Fallstudie: **Sue Brown, Prüfung nicht best.,** *14. Jan. 1994*

Die Sekretärin Sue Brown wurde am 5. November 1957 geboren und machte am 14. Januar 1994 zum zweitenmal die Führerscheinprüfung. Ihre Biorhythmen waren THT. Die Tiefphase im körperlichen Zyklus bedeutete mangelndes Selbstvertrauen. Da sie schon einmal durchgefallen war, trübte der Tiefstand ihres geistigen Zyklus ihre geistigen Reaktionen, und die Hochphase des seelischen Zyklus bedeutete, daß sie aufgekratzt war und sehr inspiriert fuhr.

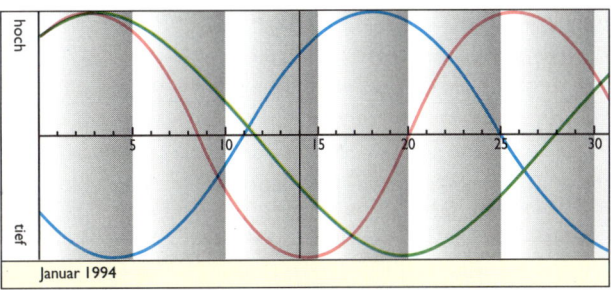

Januar 1994

### Fallstudie: **Sue Brown, Prüfung best.,** *19. Nov. 1994*

Am 19. November 1994 trat Sue Brown zum dritten Mal zur Prüfung an. Inzwischen hatte sie etwas über Biorhythmen erfahren und suchte sich einen geeigneteren Fahrprüfer und einen günstigeren Prüfungstermin aus. Sie bestand die Prüfung. Ihre Biorhythmen waren HHT. Die körperliche Hochphase gab ihr Zuversicht und glich das Hoch im seelischen Zyklus aus. Sie berücksichtigte eine geistige Tiefphase und ging am Vorabend der Prüfung zeitig zu Bett.

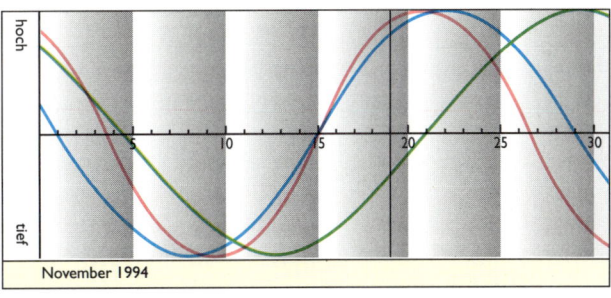

November 1994

## Erwachsene: Nützliche Ratschläge für Prüfungen und Bewerbungsgespräche

• Geraten Sie nicht in Panik. Entspannen Sie sich. Atmen Sie tief und ruhig, wenn Ihnen Streß bevorsteht.

• Denken Sie daran, daß bei ansonsten gleichen Bedingungen diejenigen, die in Prüfungen gut abschneiden, die sind, die einen kühlen Kopf bewahren.

• Tun Sie alles, damit die Ereignisse zu Ihren Gunsten ausfallen. Gehen Sie möglichst früh zu Bett.

• Wenn Sie sich gut vorbereitet haben, sind Sie den anderen schon voraus.

• Lassen Sie sich für alles mehr Zeit, dann brauchen Sie sich nicht wegen unerwarteter Zwischenfälle Sorgen zu machen.

• Überprüfen Sie vorher die Strecke zu dem Ort, an dem die Prüfung oder das Vorstellungsgespräch stattfindet. Gehen Sie sie notfalls vorher ab.

• Überprüfen Sie am Vorabend zweimal Ihre Stifte, Füllfederhalter, sonstige Hilfsmittel und die Batterien Ihres Rechners. Das hört sich einfach an, aber die meisten tun das nicht. Ein Freund von mir mußte ein Jahr warten, bevor er die Prüfung für den Master of Science ablegen konnte: Er hatte zwar die Batterien seinen Rechners ausgewechselt, aber vergessen, neue einzulegen.

• Wenn Sie nicht ein ganz großer Pechvogel sind, sollte das Rhythmogramm etwas aufweisen, worauf Sie sich freuen können. Konzentrieren Sie sich darauf, und bündeln Sie Ihre möglichen Stärken.

• Wenn der Biorhythmus wirlich nichts Aufbauendes verheißt oder Sie das Gefühl haben, Sie bräuchten eine natürliche Stärkung, empfehle ich Bach-Blüten Notfalltropfen oder eine andere Blütenkombination (siehe Hinweise und Adressen auf Seite 109).

**Forschungsergebnisse:**

**USA:** Eine Untersuchung von vier Studenten, die vierzehn Monate lang insgesamt fünfzehn Versuchspersonen beobachteten, ergab, daß die Studenten sehr viel bessere Noten erzielten, wenn sie sich in der positiven Zyklus-Phase befanden, wobei der geistige Zyklus besonders wichtig war.

**Deutschland:** Eine retrospektive Studie zeigte, daß die Durchfallquote bei dreiundachtzig Prozent lag, wenn die betreffende Person im geistigen Zyklus eine Tiefphase hatte, und daß die Benotungen schlechter ausfielen, wenn sich zwei oder drei Zyklen in einer Tiefphase befanden.

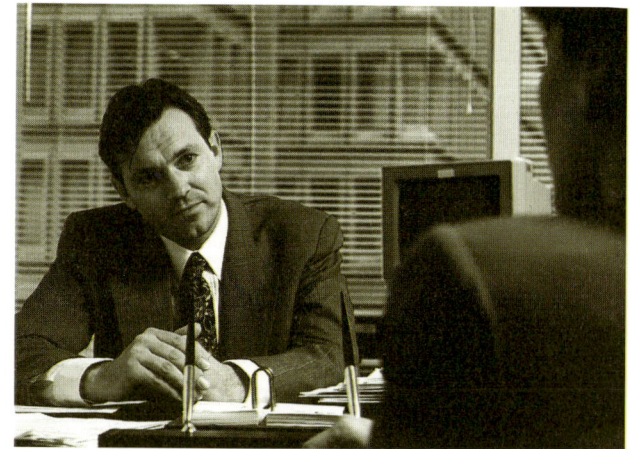

**Bei den Zyklen ist folgendes zu beachten:**
Forschungen haben ergeben, daß wir bei Prüfungen, Tests oder Vorstellungsgesprächen dann gut abschneiden, wenn unsere Biorhythmen bestimmten Mustern entsprechen. Auch wenn wir uns den Tag nicht aussuchen können, können wir doch mit Hilfe unseres Rhythmogramms vorausplanen, um einen nicht so guten Tag zu kompensieren.

● Für entschlossene Menschen wäre ein Hoch im geistigen Zyklus am sinnvollsten, besonders, wenn Sie glauben, der Geist stehe über der Materie. Wenn Sie sich für ehrgeizig halten, ist ein hoher geistiger Biorhythmus einem hohen seelischen vorzuziehen.

● Der geistige Zyklus: Je intelligenter die betreffende Person, desto markanter ist im allgemeinen der Unterschied zwischen den Hoch- und Tiefphasen dieses Zyklus, wobei besonders Irrtümer an kritischen Tagen schwerwiegen.

● Nervös veranlagte Menschen sollten eine Prüfung möglichst während eines körperlichen Hochs (das reguliert das Selbstvertrauen) und eines seelischen Tiefs (verhindert Überreaktionen) ablegen.

● Der seelische Zyklus: Während einer Tiefphase wird ein introvertierter Mensch, der über lange Zeitabschnitte hinweg lernt, trübsinnig, launisch und unsicher. Das könnte später Depressionen auslösen.

# Gesundheit und Krankheit

Seit der Jahrhundertwende beobachtet man, daß zwischen Gesundheit und gewissen Krankheiten und dem körperlichen oder dem seelischen Biorhythmus ein Zusammenhang besteht.

## Widerstandsfähigkeit gegen Krankheiten, Genesung von Krankheiten
### Kinder

Dr. Fließ beobachtete, daß Kinder, die sich am selben Tag mit Masern ansteckten, eine Inkubationszeit von bis zu sechs Tagen hatten und am folgenden körperlich kritischen Tag erkrankten; bei Geschwistern konnten mehrere Tage zwischen der Erkrankung liegen. Anfällige Kinder oder solche, die Krankheiten ausgesetzt sind, erkranken häufig an einem körperlich kritischen Tag.

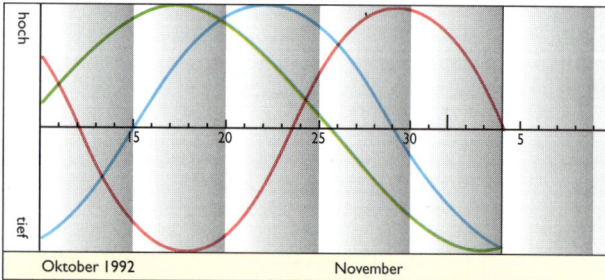

Fallstudie: **Master John Lonsdale, *4. November 1992***

Der Tod von Prinzessin Dianas Patenkind John, geboren am 14. November 1991, wurde als »plötzlicher Kindstod« bezeichnet. Es war ein körperlich kritischer Tag, die beiden anderen Zyklen befanden sich in der Tiefphase. Besteht ein Zusammenhang zwischen Biorhythmen und plötzlichem Kindstod?

### Erwachsene

Dr. Fließ bemerkte, daß der Ausbruch von Erkältungen oder Grippe bei Erwachsenen demselben Muster folgte. Nehmen Sie im Winter zusätzlich Vitamine zu sich, und ruhen Sie sich vor einem körperlich kritischen Tag aus.

ME (myalgische Enzephalomyelitis) wird mittlerweile als Krankheit anerkannt. Ihre Symptome sind schwere Muskelermüdungen nach jeder Anstrengung. Obwohl die Ursache unbekannt ist, wird diese Krankheit möglicherweise durch eine anhaltende Virusinfektion ausgelöst. Der Ausbruch könnte mit einem körperlich oder seelisch kritischen Tag zusammenfallen.

## Impfung

Sorgen Sie dafür, daß Ihre Impfung störungsfrei und entspannt abläuft.

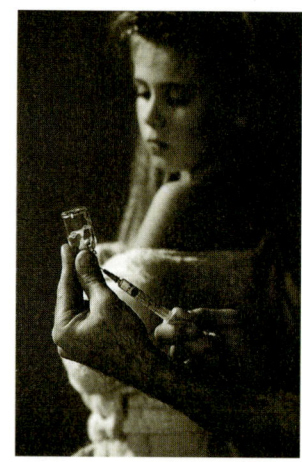

### Ratschlag
- Wählen Sie eine Hochphase im körperlichen Zyklus.
- Wählen Sie möglichst zusätzlich noch einen anderen Zyklus, der sich in der Hochphase befindet.
- Ein Hoch im geistigen Zyklus ist hilfreich, wenn Sie viel Angst vor Spritzen haben.
- Wichtig ist es, körperlich kritische Tage zu vermeiden.

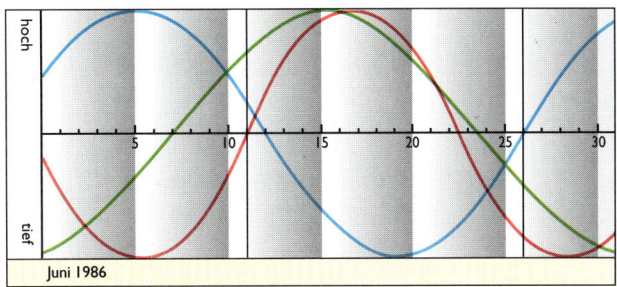

Juni 1986

## Zahnärztliche Eingriffe
Alles, was den Besuch beim Zahnarzt erleichtert, ist erlaubt.

### Ratschlag
- Lassen Sie an einem kritischen Tag keine umfangreichen Arbeiten an Ihren Zähnen vornehmen.
- Wählen Sie einen Tag, an dem möglichst viele Zyklen eine Hochphase haben. Andernfalls wählen Sie einen körperlichen Zyklus mit Hochphase.
- Plötzliches Zahnweh hängt meistens mit kritischen Tagen im seelischen Zyklus (dem Sensibilitätszyklus) zusammen.

### Fallstudie: **Mrs. Covington, 11. und 26. Juni 1986**

Mrs. Covington wurde am 17. Juli 1924 geboren. Am 1. Juni 1986 (KHH) erlitt sie eine Gehirnblutung und fiel ins Koma. Nach fünfzehn Tagen, am 26. (TKT), kam sie wieder zu Bewußtsein und erholte sich völlig.

## Koma
Menschen im Koma erlangen das Bewußtsein im allgemeinen an kritischen Tagen im seelischen Zyklus wieder (siehe die Rhythmogramme oben und unten).

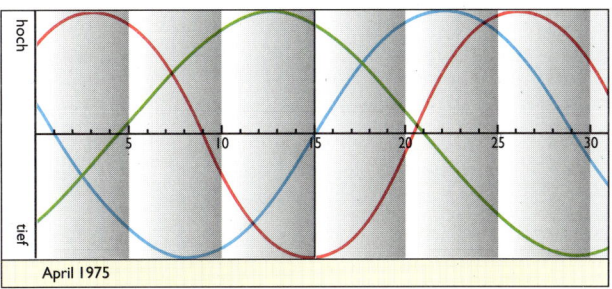

April 1975

### Fallstudie: **Karen Ann Quinlan, 15. April 1975**

Karen wurde am 16. März 1954 geboren. Durch die Einnahme von Beruhigungstabletten und Alkoholgenuß fiel sie am 15. April ins Koma, das zehn Jahre dauerte (im März 1976 wurden die Geräte, die sie am Leben erhielten, abgeschaltet, und sie starb am 12. Juni 1985 (HKT).

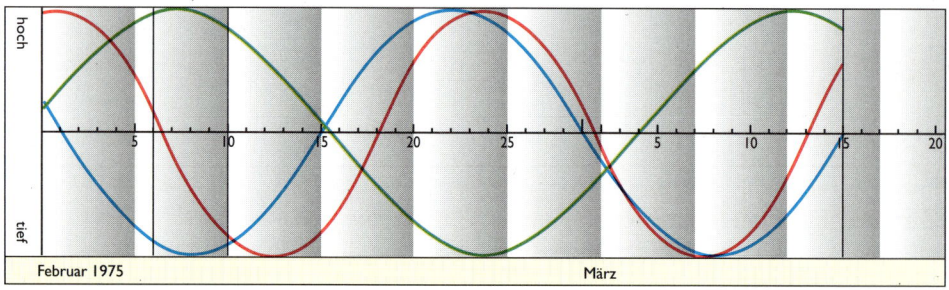

## Routinechirurgie
### Allgemeiner Ratschlag
- Vermeiden Sie alle kritischen Tage, besonders die im körperlichen Zyklus.
- Suchen Sie sich dann möglichst einen Tag mit vielen Hochphasen aus, und beachten Sie dabei besonders den körperlichen Zyklus.

### Forschungsergebnisse
**Schweiz:** Dr. Fritz Wehrli vermied Operationen an allen kritischen Tagen und konnte einen Rekord mit mehr als 10000 Routineoperationen ohne anschließende Komplikationen erzielen. Dies wurde in seiner Klinik in Locarno zwischen 1945 und Mitte der siebziger Jahre erforscht – ein beachtlicher Rekord, verglichen mit der WHO-Statistik (Weltgesundheitsorganisation), bei der bei jedem fünften Patienten in den USA und einigen europäischen Ländern in den achtziger Jahren Komplikationen nach der Operation auftraten. Der Vergleich hinkt etwas, weil sich die Zahlen der WHO auf alle Operationen, nicht nur auf Routineeingriffe, beziehen, aber die Biorhythmen schneiden dabei ganz gut ab.
**Japan:** Laut Professor Tatai haben Forschungen ergeben, daß Blutungen viel häufiger an einem kritischen Tag im körperlichen Biorhythmus auftreten.

Fallstudie: **Aristoteles Onassis, *6. und 10. Februar 1975***

Onassis, geboren am 20. Januar 1906, stand unter großem seelischen Druck: Sein Sohn war bei einem Flugzeugunglück ums Leben gekommen. Es gab Gerüchte, er wolle sich von Jackie scheiden lassen. Schon seit Monaten wußte er, daß er sich an der Gallenblase operieren lassen mußte. Am 6. Februar 1975 (KTH) erklärte er sich endlich dazu bereit. Körperlich kritische Tage lassen die Schmerzen immer schlimmer erscheinen, als sie sind. Onassis wurde am 10. Februar (TTH) operiert und starb am 15. März 1975 (HKH).

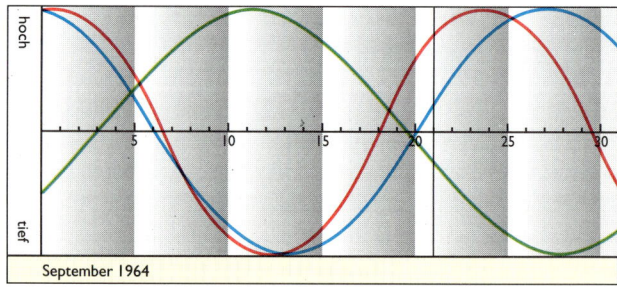

Fallstudie: **Bikila Abebe, *21. September 1964***

Der Sportler Bikila Abebe aus Äthiopien wurde am 7. August 1932 geboren. Am 21. September 1964 (HHT), bei aufsteigenden körperlichen und seelischen Biorhythmen, wurde er am Blinddarm operiert. Einen Monat nach der Operation hatte er sich soweit erholt, daß er eine Goldmedaille bei den Olympischen Spielen in Tokio gewann.

# Herzinfarkte, Schlaganfälle, hoher Blutdruck

Anscheinend lassen sich spezifische Biorhythmus-Muster mit Herzinfarkten und Schlaganfällen in Verbindung bringen. Wenn dafür anfällige Menschen auf diese Muster achten würden, könnten sie ihr Leben retten.

## Herzinfarkte
Menschen mit der Veranlagung zu Herzinfarkten oder Schlaganfällen sind besonders an körperlich kritischen Tagen oder an doppelt kritischen Tagen gefährdet.

### Punkte, die im Biorhythmus zu beachten sind:
● Anfällige Menschen sind besonders an KHH- und KTT-Tagen gefährdet. Sie haben mit ihrem Körper wahrscheinlich über Jahre hinweg Mißbrauch getrieben oder innerhalb kurzer Zeit zu viele verschiedene Medikamente eingenommen. Letzteres passiert fast immer an einem KHH-Tag.
● In manchen Fällen kann sich ein leichter Herzinfarkt durch den Streß verschlimmern, den sich der beunruhigte Patient macht.
● Im obengenannten Fall oder wenn es beim ersten Herzinfarkt Komplikationen gab oder bleibende Schäden aufgetreten sind, ist der Patient besonders anfällig für einen zweiten, oft schlimmeren Herzinfarkt. Dieser ereignet sich normalerweise am nächsten kritischen Tag im körperlichen Zyklus, mit anderen Worten, zwischen den beiden Infarkten liegen elf oder zwölf Tage.

Leider nimmt die Zahl der Herzinfarkte zu, und im Gegensatz zur landläufigen Meinung sind Frauen genauso anfällig dafür wie Männer. Das Risiko eines Herzinfarktes können Sie unter anderem dadurch verringern, daß Sie nicht rauchen.

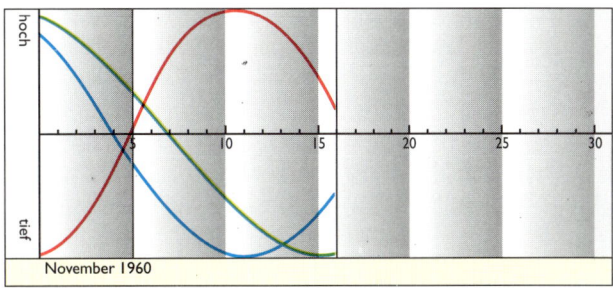

Fallstudie: **Clark Gable,** *16. November 1960*

Am Anfang des Buchs »Is this Your Day?« des amerikanischen Experten für Biorhythmen George Thommen steht wieder die Warnung, die er dem Filmstar Clark Gable in bezug auf seine Gesundheit im Radio gegeben hatte.

Zu diesem Zeitpunkt lag Gable, der am 1. Februar 1901 geboren wurde, im Krankenhaus. Er hatte an einem körperlich kritischen Tag (KTH) bei den Aufnahmen zu dem Film »Nicht gesellschaftsfähig« – bei dem auch Marilyn Monroe mitspielte – einen Herzinfarkt erlitten.

In der Long John Nebel Show, die von einem Radiosender in New York City gesendet wurde, gab George Thommen ein Interview. Am 11. November 1960 teilte er den Zuhörern mit, daß ein Herzinfarkt am 16. November 1960, dem nächsten, auf den ersten Infarkt folgenden körperlich kritischen Tag (KTT), Clark Gable das Leben kosten könne. Und so geschah es auch. Später fand man heraus, daß das Personal die Geräte für eine sofortige Wiederbelebungsmaßnahme, die Clark Gable möglicherweise das Leben hätte retten können, aus seinem Krankenzimmer entfernt hatte, weil es dachte, er sei auf dem Weg der Besserung.

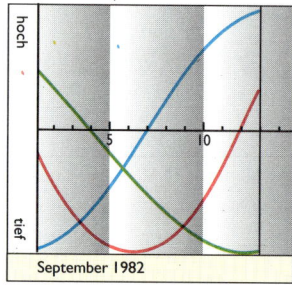
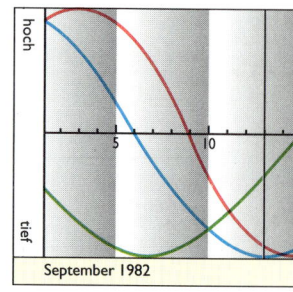

September 1982    September 1982

## Schlaganfälle

Bei einem Schlaganfall wird ein Teil oder Teile des Gehirns zeitweise nicht mit Blut versorgt, was bleibende Schäden verursacht. Die Intensität von Schlaganfällen ist unterschiedlich. In etwa der Hälfte der Fälle erholt sich der Patient wieder völlig.

Schlaganfälle ereignen sich häufig an einem doppelt kritischen Tag im körperlichen und seelischen Zyklus (das ist das häufigste Muster) oder an einem körperlich kritischen Tag, kombiniert mit einer Tiefphase im seelischen Biorhythmus.

### Ratschlag

● Wenn sich herausstellt, daß jemand infarkt- oder schlaganfallgefährdet ist, kann man den Tag berechnen, an dem das eintritt. Ich habe diese Technik erfolgreich angewendet, indem ich aufzeichnete, wie oft kleine Schlaganfälle bei einer älteren Verwandten auftraten, die sich Gott sei Dank jedesmal wieder völlig davon erholte.
● Die Blutzufuhr ins Gehirn kann durch erstaunlich banale Dinge gedrosselt werden, wie beispielsweise bei einem älteren Mann, der seine Krawatte zu fest bindet, oder bei einer Dame, die eine zu eng anliegende Halskette oder einen zu eng anliegenden Schal trägt. Das ist schnell passiert, wenn die Reaktionsfähigkeit der betreffenden Person durch Spannung vermindert oder durch Erregbarkeit überhöht ist.
● Ältere Menschen sind besonders anfällig an wichtigen und anstrengenden Tagen wie Geburtstagen, Hochzeiten oder anderen Familientreffen, besonders wenn Alkohol im Spiel ist.
● Schlaganfälle und Herzinfarkte passieren meistens an kritischen Tagen im körperlichen Biorhythmus.

Fallstudie: **Fürstin Gracia Patricia und Prinzessin Stephanie von Monaco, 13. September 1982**

Fürstin Gracia wurde am 12. November 1929 geboren. Sie befand sich mit ihrer jüngsten Tochter, Prinzessin Stephanie (unten), auf einer Fahrt zwischen Nizza und Monaco, als sie am Steuer einen Schlaganfall erlitt. Das Auto war nur noch ein Trümmerhaufen, und sie kam dabei ums Leben (HHT). Zunächst wurde der Schlaganfall vertuscht. Er ereignete sich einen Tag nach einem körperlich kritischen Tag (oben, links). Dies könnte für die Tatsache sprechen, daß sie mehr als fünf Zeitzonen von ihrem Geburtsort entfernt starb. Es gab jedoch damals Gerüchte, daß Prinzessin Stephanie, geboren im Februar 1965, gefahren sei (TTT). Sie war noch minderjährig und besaß keinen Führerschein. Vergleichen Sie ihr Rhythmogramm (oben, rechts) mit dem von Michael Mates (siehe Seite 60).

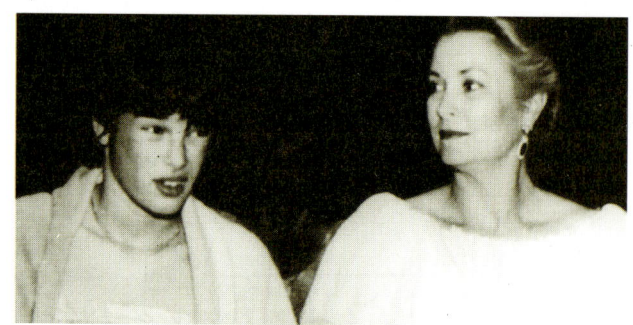

# »Dummheit«, Geistesabwesenheit

Ich verwende das Wort »Dummheit« hier als einen allgemeinen Begriff, der für eine Reihe von »verrückten« Situationen steht. »Dummheit« kann körperlich, seelisch oder geistig sein und läßt sich mit jedem beliebigen kritischen Tag oder einm dreifachen Tief in Zusammenhang bringen. Man schiebt die geistige Trägheit dann auf Müdigkeit.

## Körperliche »Dummheit«

Wir erscheinen vielleicht »dumm«, wenn wir langsam reagieren. Da die Reaktionszeiten vom autonomen Nervensystem gesteuert werden, stehen Fälle von körperlicher »Dummheit« in Zusammenhang mit körperlich kritischen Tagen.

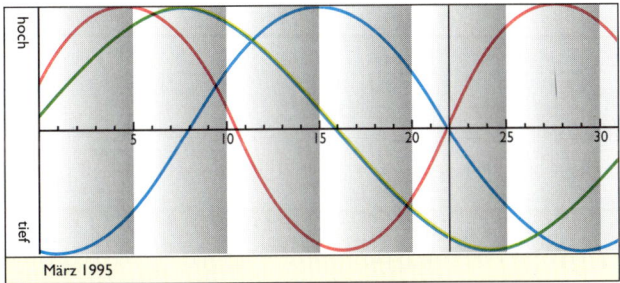

März 1995

Fallstudie: **Christopher Heath, 22. März 1995**

Der Pferederennen-Fan Christopher Heath wurde am 26. September 1946 geboren. Am 22. März 1995 (KKT) verpaßte er das Cheltenham Gold Cup Rennen. Das Telefon läutete, als er im Badezimmer war; als er den Hörer abheben wollte, fiel er hin und brach sich mehrere Rippen.

## Seelische »Dummheit«

Emotionale »Dummheit« tritt bei emotionalen oder irrationalen Gefühlsausbrüchen auf. Wenn jemand auf einen unbedeutenden Zwischenfall überreagiert, sagen wir zu ihm »Sei nicht so dumm«. Seelische »Dummheit« hängt mit seelisch kritischen Tagen zusammen, oft in Verbindung mit einem zweiten kritischen Tag oder Tiefphasen in zwei Zyklen.

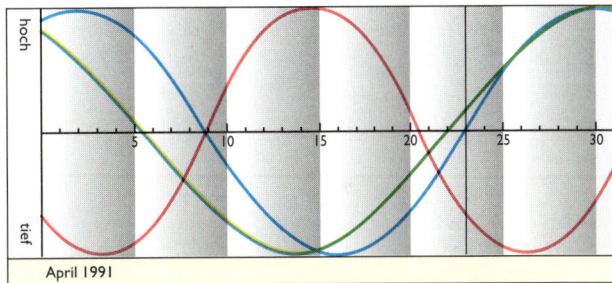

April 1991

Fallstudie: **Gerald Ratner, 23. April 1991**

Der Unternehmer Gerald Ratner wurde am 1. November 1949 geboren und war Vorsitzender einer nach ihm benannten Schmuckfirma. In seiner Ansprache auf einer Tagung des Institute of Directors sagte er die bemerkenswerten Worte, Ratners Schmuck sei »absoluter Mist« und die Krabbensandwiches von Marks and Spencers seien viel besser. Die Presse veröffentlichte überall mehrmals seine unklugen Kommentare. Die Verkaufszahlen in Ratners Geschäften gingen zurück, und er mußte den Vorsitz abtreten (siehe Seite 72).

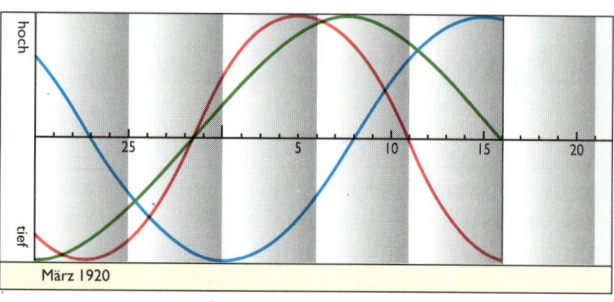

März 1920

Damit Sie sich seelische »Dummheit« besser vorstellen können, lesen Sie zuerst die charakteristischen Merkmale eines TKH-Tages (siehe Seite 34). Sehen Sie sich dann Gerald Ratners Rhythmogramm genau an (siehe Seite 71), denn es ist sehr interessant.

Ihm fehlte die geistige Flexibilität, um zu begreifen, was er da sagte. Der geistige Zyklus war auf seinem Rhythmogramm zu diesem Zeitpunkt gerade erst wieder in einer Aufwärtsphase begriffen. Hätte er seine Rede zwei Tage später gehalten, wäre alles ganz anders gekommen.

Beachten Sie, daß vom 20. bis 23. April 1991 jeder Tag ein kritischer Tag war – vier kritische Tage innerhalb von drei Tagen. Hier werden die Merkmale von TKH-Tagen durch gehäuft auftretende biorhythmische Effekte der Vortage verstärkt. In solch einem Fall verschlimmert sich jede Situation.

## Fallstudie: **Edith Holden,** *16. März 1920*

Die naturalistische Illustratorin Edith Holden wurde am 26. September 1871 geboren, die mit dem Buch »Vom Glück, mit der Natur zu leben. Das Tagebuch« viele Jahre nach ihrem Tod berühmt wurde. Auf einem Spaziergang an der Themse in Kew bei London sah sie einen blühenden Kastanienzweig, der über das Wasser hing und den sie gern malen wollte. Als sie ihn abbrechen wollte, fiel sie ins Wasser und ertrank. Dies geschah an einem geistig kritischen Tag, an dem sich der körperliche Zyklus in einer Tief- und der seelische Zyklus (Erregbarkeit) in einer Hochphase befanden.

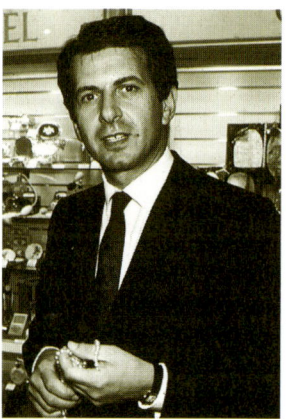

An dem traurigen Beispiel von Gerald Ratner sieht man, wie sich eine Sequenz von kritischen Tagen auswirkt, die das Leben plötzlich unwiderruflich verändern können. Auf dem Foto sieht man Ratner in einem seiner Geschäfte vor seinem Rücktritt.

## Geistige »Dummheit«

Der geistige Biorhythmus wurde von Dr. Alfred Teltscher entdeckt (siehe Seite 103), der selbst bei seinen intelligentesten Studenten gelegentlich ein begriffsstutziges Verhalten feststellte. Dies führte ihn zu der Annahme, intellektuelle Fähigkeiten müßten zyklisch bedingt sein.

Bei geistiger »Dummheit« arbeitet das Gehirn schwerfällig (siehe Rhythmogramm oben), was zu verlangsamtem Denken oder Geistesabwesenheit führt. Geistesabwesend sind wir an geistig kritischen Tagen, besonders wenn andere Zyklen eine Tiefphase haben oder auch kritische Tage sind.

Beachten Sie: Zu geistiger »Dummheit« gehören auch Ladendiebstahl und Selbstmord (siehe Seite 73-74).

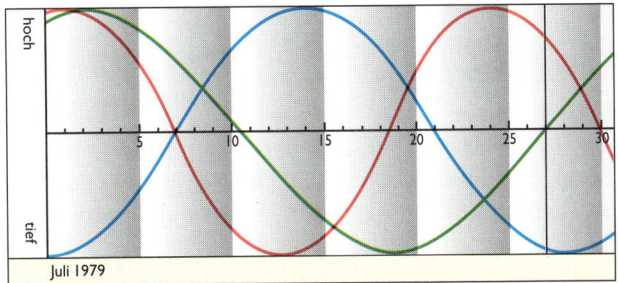

Juli 1979

## Geplanter Ladendiebstahl

Wenn ein professioneller Dieb Ladendiebstahl begeht, befindet sich sein körperlicher Zyklus meistens in einer Hochphase. Der Dieb, der die Erfolgschancen abwägt und sich dann entschließt zu handeln, baut auf sein großes Selbstvertrauen.

## Zufälliger Ladendiebstahl

Er geschieht infolge Geistesabwesenheit, die mit einem geistig kritischen Tag zusammenhängt. Geistige »Dummheit«, wie sie sich bei Ladendiebstahl äußert, läßt sich bei einem selbst oder anderen leicht nachvollziehen. Wir alle haben irgendwann einmal etwas getan, wofür es damals keinen logischen Grund gab. Wir sagen vielleicht, daß wir »völlig verrückt« waren, als wir es taten.

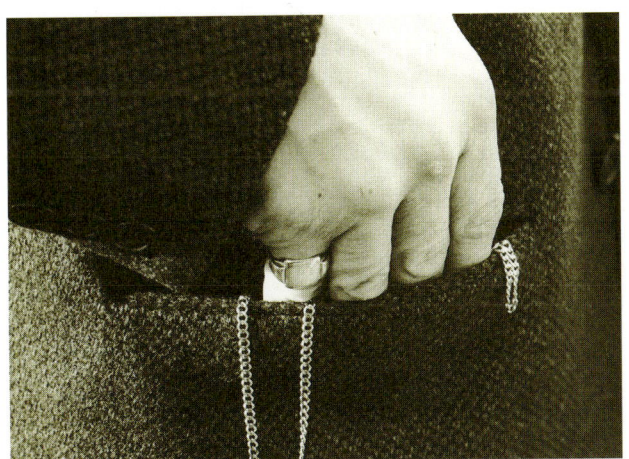

### Fallstudie: **James Dunn,** *27. Juli 1979*

Das englische Parlamentsmitglied James Dunn wurde am 30. Januar 1926 geboren. Am 27. Juli 1979 (HTK) verließ der Kabinettsminister nach einer Diskussion, die die ganze Nacht gedauert hatte, das Parlamentsgebäude und ging in einen Laden in Westminster, wo er einen Kugelschreiber entwendete. Der Ladeninhaber belangte ihn wegen Ladendiebstahl, obwohl es sich nicht um einen teuren Gegenstand handelte. Dies ist ein Beispiel für zufälligen Ladendiebstahl.

### Intuition

Intuition bedeutet, daß der rationale Verstand zeitweise außer Kraft gesetzt ist. In vieler Hinsicht ist dies eine positive Form von Geistesabwesenheit.

Intuitive, blitzartige Einsichten hängen mit kritischen Tagen im geistigen Zyklus zusammen und können, wenn sie an doppelt kritischen Tagen mit dem seelischen Zyklus stattfinden, zu brillanten Einsichten führen.

Biorhythmen sind abhängig von den Umständen und der Persönlichkeit des einzelnen. Diese intuitive Reaktion entspricht denselben biorhythmischen Mustern, die bei instabilen Menschen zu Selbstmord führen.

Es gibt viele Beispiele für Menschen, die durch plötzliche Eingebung einen Gewinn machten, beispielsweise bei den Rennen, die mit doppelt kritischen Tagen im seelischen und geistigen Zyklus zusammenhängen. Meistens befindet sich dann auch der körperliche Zyklus in einer Hochphase.

## Selbstmord

Selbstmord ist ein bewußter, gewalttätiger Akt, bei dem der geistige und/oder körperliche Biorhythmus beteiligt ist. Da Biorhythmen eine positive, kostenlose Vorbeugemaßnahme darstellen, habe ich darüber viel nachgedacht.

Allgemein gesprochen lassen sich Selbstmorde in zwei Gruppen einteilen: als Ergebnis davon, daß das Selbstvertrauen schwer angeknackst ist beziehungsweise wenn es ganz fehlt (körperlich kritische Tage), und Selbstmorde, die Folge langanhaltenden Unglücklichseins oder mentaler Instabilität sind (geistig/seelisch doppelt kritische Tage, TKK oder HKK). Letzgenannte sind geplant und lassen sich verhindern.

### Umstände: Selbstmord oder Unfall?

Die folgenden Punkte sollen eine genaue Beurteilung der Umstände erlauben, die zum Tod führen:
**Selbstmord, verursacht durch Drogen oder Alkohol**, an einem seelisch kritischen Tag, dem ein geistig kritischer Tag entweder unmittelbar vorausgeht oder folgt, wäre mit ziemlicher Sicherheit ein Selbstmordversuch. (Siehe Rhythmogramm für Judy Garland, oben).
**Selbstmord, nicht durch Drogen verursacht,** an einem körperlich kritischen Tag würde Menschen betreffen, die kein Selbstwertgefühl haben. Der Tod wird durch gewaltsame Methoden wie Erhängen herbeigeführt.
**Tod durch zufällige Überdosis,** an einem seelisch kritischen Tag mit einer Hochphase im körperlichen Zyklus; es könnte sich um eine zufällige Überdosis, verursacht durch Dreistigkeit/emotionale Schwäche, handeln.
**Zufälliger Tod aus einem Überschwang heraus:** kommt seltener vor – wenigstens zwei Biorhythmen haben eine Hochphase, kritische Tage kommen nicht vor. Dieser Selbstmord passiert höchstwahrscheinlich zufällig.

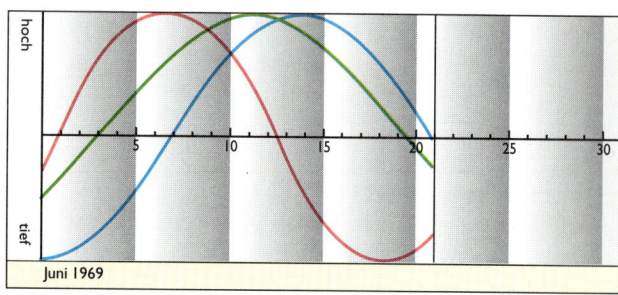

Juni 1969

Fallstudie: **Judy Garland, 21. Juni 1969**

Judy Garland wurde am 10. Juni 1922 geboren. Die Mutter von Liza Minelli war schon in ihrer Kindheit ein Star gewesen. Später wurde die beliebte Sängerin eine traurige, aber immer noch beeindruckende Persönlichkeit. Am 21. Juni 1969 starb sie an einer Überdosis Tabletten. Dies geschah an einem seelisch kritischen Tag (TKT), dem unmittelbar ein geistig kritischer Tag vorausging.

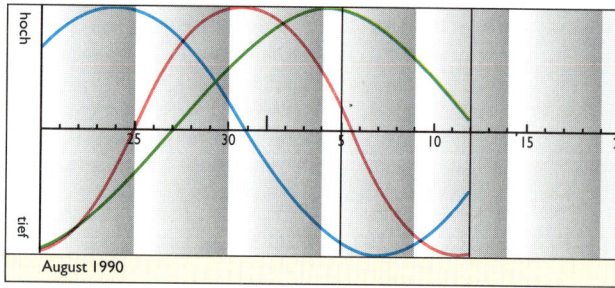

August 1990

Fallstudie: **»Simon«, 5. und 12. August 1990**

»Simon« wurde am 5. September 1972 geboren. Seine Geschichte wurde im BBC Radio 4 gesendet. Dieser schüchterne, harmlose Teenager fing mit kleinen Delikten an. Er wurde in einem Erwachsenengefängnis in Untersuchungshaft gebracht, wo er sich ein paar Tage später das Leben nahm. Er war fast 18 Jahre alt. Am 5. August (KTH) unternahm er einen Selbstmordversuch (Erhängen). Am 12 August (TTK) starb er, ohne das Bewußtsein wiedererlangt zu haben.

# Süchte

An körperlich kritischen Tagen fehlt uns oft das Selbstvertrauen. Trost und Hilfe bei Alkohol oder Drogen zu suchen mag auf den ersten Blick sinnvoll erscheinen. Der Suchtkreislauf beginnt, wenn jemand allmählich die Dosis der gewohnheitserzeugenden Substanz zu sich nimmt. Der Körper hält dies dann bald für die normale Menge und teilt dem Gehirn mit, daß er mehr braucht.

## Alkoholabhängigkeit

Der Körper verarbeitet Alkohol ähnlich wie Nahrung. Im Grunde genommen ist Alkohol ein Kohlenhydrat und wird im Magen absorbiert. Am effektivsten setzt der Körper Nahrung um, wenn der körperliche Zyklus in einer Hochphase ist. Ist er in der Tiefphase oder handelt es sich um einen kritischen Tag, wirkt dieselbe Menge Alkohol langsamer. Auf diese Weise verzögert sich seine Reaktionsfähigkeit, ohne daß der Trinkende es merkt. Also trinkt er immer mehr, um dieselbe Wirkung zu erzielen.

## Abhängigkeit von anderen Stoffen (rezeptpflichtige Medikamente und illegale Drogen)

Dasselbe Prinzip gilt auch für Tabletten, die oral eingenommen werden. An körperlich kritischen Tagen ist die Reaktionsfähigkeit langsam und getrübt, die Wirkungen eines Stoffes also verzögert, und die betreffende Person wird ungeduldig, nimmt eine zusätzliche Dosis, obwohl sie eigentlich schon genug hat. Der Stoff wurde nicht ausreichend absorbiert, ist aber immer noch vorhanden, weil er eingenommen wurde. Ein ungeduldiger oder stürmischer Mensch erwischt leicht eine Überdosis.

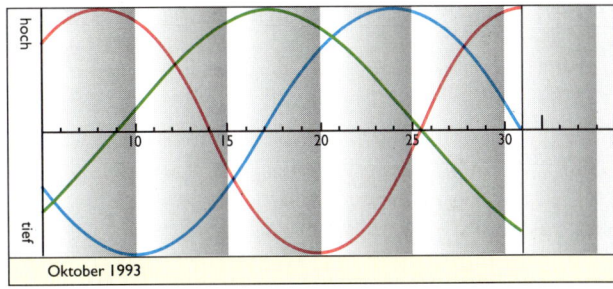

Oktober 1993

Fallstudie: **River Phoenix, *31. Oktober 1993***

Der vielversprechende junge Schauspieler River Phoenix wurde am 23. Februar 1970 geboren. Seit seinem zehnten Lebensjahr spielte er bereits in Filmen wie »Mosquito Coast«, »Flucht ins Ungewisse« mit. Für diese Leistungen wurde er für einen Academy Award für die beste Nebenrolle des Jahres 1988 und für »My Private Idaho« im Jahr 1991 nominiert. Am 31. Oktober 1993 brach er nach einem Besuch des Viper Room Club in Los Angeles auf der Straße zusammen und starb an einer Überdosis Drogen. Seine Biorhythmen waren HKT.

## Forschungsergebnisse

**Großbritannien:** Man hat darauf hingewiesen, daß dem Tag vor dem 29. Geburtstag eine besondere Bedeutung bei Selbstmordversuchen zukommt. An diesem Tag (KHT) gibt es viel mehr Selbstmordversuche als an irgendeinem anderen Tag im Leben des Betreffenden. Die Ursache für dieses Muster ist noch unbekannt.

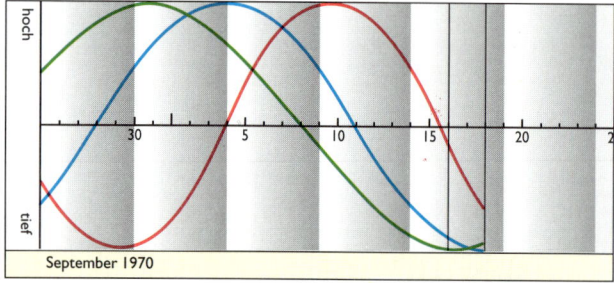

hoch

tief

30    5    10    15    20    2

September 1970

## Fallstudie : Jimi Hendrix, *16. und 18. September 1970*

Der Rockgitarrist Jimi Hendrix wurde am 27. November 1942 geboren. Nachforschungen zu seinem Tod ergaben, daß er in der Nacht des 16. September neun starke Schlaftabletten eingenommen hatte. Trotzdem konnte er nicht einschlafen. Der 15. September war ein körperlich kritischer Tag (KTT) und hatte die Wirkung eines doppelt kriti-schen Tages. Nach seinem Zu-sammenbruch brachte man ihn vom Isle of Wight Pop Festival, bei dem er aufgetre-ten war, in ein Londoner Kran-kenhaus, wo er am 18. Sep-tember (TTT) starb. Die To-desursache blieb bis heute ungeklärt (siehe Seite 75, ver-zögerte Wirkung). Vergleichen Sie Jimi Hendrix' Tod mit dem von Elvis Presley (Seite 33).

## Will sich denn jemand wirklich ändern?

Wenn Sie von Ihren Gewohnheiten ablassen wollen, müssen Sie Ihre Situation verändern. Ein halbherziger Versuch verstärkt bloß Ihr Gefühl, zu scheitern.

Eine zufällige Drogenüberdosis ist höchstwahrschein-lich an einem körperlich oder seelisch kritischen Tag (große Ausgelassenheit) der Fall.

Beachten Sie: Jemand, der seinen Lebensstil nicht än-dern will oder der dumm genug ist, zum ersten Mal Dro-gen zu nehmen, muß alle kritischen Tage und dreifachen Tiefphasen meiden, denn diese Tage sind noch gefähr-licher. Drogeneinsteiger können sterben oder bleibende Schäden erleiden. Für Karen Anne Quinlan war es die er-ste »Mischung« (siehe Seite 67).

## Mit dem Entzug beginnen

Wenn Sie es wirklich wollen und bereit sind anzu-fangen, planen Sie Ihre Entziehungskur so, daß Sie die Kontrolle darüber haben. Dann haben Sie mehr Erfolg.

● Körperlicher Zyklus: Wählen Sie einen aufstei-genden kritischen Tag. Dieser erste Tag wird zweifel-los hart sein, aber das wußten Sie schon vorher. Ist dieser Tag erst einmal vorbei, geht es aufwärts.

● Geistiger Zyklus: Wählen Sie einen Tag, an dem dieser Zyklus eine Hochphase hat, das verleiht Ihnen mehr Willensstärke. Denken Sie daran, daß Sie es tun, weil Sie es wollen.

● Seelischer Zyklus: Die beste Position hängt von Ih-rer Persönlichkeit ab. Wenn Sie eher depressiv und trübsinnig sind, wählen Sie einen Tag mit einem Hoch im seelischen Zyklus. Das gibt Ihnen Schwung, wenn Sie emotionale Unterstützung brauchen. Sind Sie ein sehr nervöser Mensch, suchen Sie einen Tag mit Tiefphase in diesem Zyklus aus. Das baut Ihre Überreaktionen und Gereiztheit ab. So sollten Sie den ersten Tag überstehen können.

● Kritische Tage im seelischen Zyklus: Meiden Sie am Anfang des Entzugsprogramms diese Tage unbe-dingt, andernfalls sind Mißerfolge garantiert.

● Suchen Sie sich einen Ort, an dem Sie Ruhe finden und allein sein können. (Niemand kreidet Ihnen das an.)

● Nehmen Sie sich für den zweiten Entzugstag etwas vor, worauf Sie sich wirklich freuen können.

# Unfälle und Biorhythmen

Viele Unfälle ließen sich vermeiden, wenn die Leute auf ihre körperlich kritischen Tage achten und besser aufpassen würden.

## Zu Hause: Kinder

An einem körperlich kritischen Tag könnte sich das Kind verletzen oder eine giftige Flüssigkeit trinken.

### Ratschlag für Mütter:

• Passen Sie an Ihren geistig kritischen Tagen besonders gut auf; leicht läßt man gefährliche Dinge in Reichweite der Kinder stehen.

• Wenn Sie sich mit Ihren Kindern zu Hause aufhalten, machen Sie sich auf deren seelisch kritischen Tage gefaßt, an denen sie wahrscheinlich anstrengender als sonst sind. Auch könnten Sie selbst einen Tiefpunkt haben und nicht mit ihnen zurechtkommen. Wenn Sie wissen, daß es einen Grund für störendes oder destruktives Verhalten gibt, verstehen Sie auch, warum Sie die Kinder anschnauzen oder die Situation in den Griff bekommen können. Großeltern oder Freunde können bei einem schwierigen Kind große Hilfe leisten.

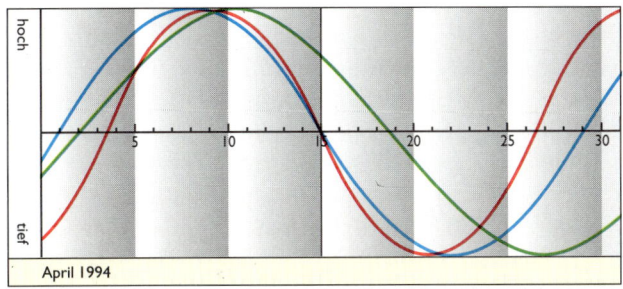

April 1994

### Forschungsergebnisse:

**Japan:** Kinder und kritische Tage im körperlichen und seelischen Zyklus (nach dem Forscher Mr. Okimura):

• Kinder neigten zu Krankheiten oder Verletzungen oder ärgerten kleinere Kinder öfter.

• In Stadtgebieten kam es öfter zu kleinen Delikten und Zündeln. Auf dem Land stahlen die Kinder und stellten mehr Unfug an.

Mr. Okimura schloß daraus: Kinder agieren ihre Frustrationen und ihren Ärger eher an körperlich und seelisch kritischen Tagen aus. Seiner Meinung nach beginnt der geistige Zyklus bei der Geburt, entwickelt sich aber erst in der Pubertät weiter und läßt sich dann erst klinisch beobachten, weil das Nerven- und endokrine Drüsensystem bei Kindern erst mit zehn Jahren voll entwickelt ist. Damit ließe sich erklären, weshalb Dr. Fließ diesen Zyklus nicht beobachtete (Seite 101).

### Fallstudie: **Angela Kent, 15. April 1994**

Angela Kent wurde am 12. Dezember 1969 geboren. Als die gestreßte Mutter die Küchentür schloß, klemmte sie dabei ihrem Kind die Finger ein. Sie war in Eile, und ihre Biorhythmen verzeichneten einen doppelt kritischen Tag im Anschluß an eine dreifache Hochphase (KKH). Dieses Muster verursachte ihre Gereiztheit. Zum Glück hatte sich ihr Kind bei dem Unglück keinen Finger gebrochen. Unternehmen Sie an einem KKH-Tag nicht zuviel, sondern gönnen Sie sich mehr Zeit.

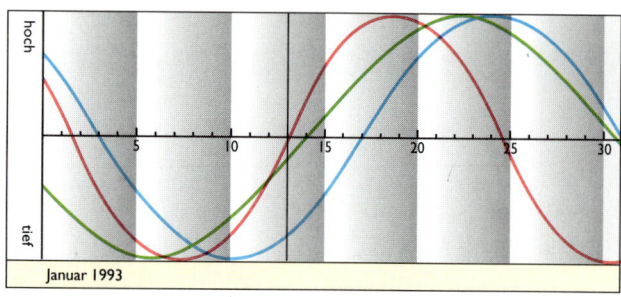

Fallstudie: **Lord Runcie**, *13. Januar 1993*

## Zu Hause: Erwachsene

Hauptursache für Unfälle bei Erwachsenen in den eigenen vier Wänden sind Stürze mit oft schwerwiegenden Folgen.

Sind Sie oft allein, dann achten Sie auf Ihre körperlich kritischen Tage. Seien Sie an diesen Tagen besonders vorsichtig und wachsam, denn Sie werden nicht so schnell wie sonst denken oder reagieren.

Stürze passieren, weil man das Gleichgewicht verliert – daran ist man wahrscheinlich selber schuld –, und stehen mit körperlich kritischen Tagen in Zusammenhang. Interessanterweise rutscht man in einer Tiefphase des körperlichen Zyklus doppelt so oft aus oder stolpert als in einer Hochphase. An kritischen Tagen in jedem beliebigen Zyklus rutscht man selten aus und stolpert auch selten.

Viele ältere Menschen fallen an einem körperlich kritischen Tag aus dem Bett. Ihr autonomes Nervensystem setzt zeitweise aus, und sie schätzen beim Aufstehen die Entfernung bis zum Boden falsch ein. Ein Pfleger sollte deshalb auf körperlich kritische Tage achten.

Andere Unfälle zu Hause, im Garten und der Garage betreffen ein breites Spektrum an Aktivitäten: unter einer Bräunungslampe einschlafen, einen Stromschlag durch den elektrischen Rasenmäher erleiden, Verbrennungen durch Grillanzünder, sich mit einem Werkzeug den Finger abschneiden oder Medikamente vertauschen oder eine falsche Zutat ins Essen geben. (siehe das Rhythmogramm von Christopher Heath, Seite 71.)

An kritischen Tagen müssen Sie besonders aufpassen und sich die Zeit nehmen, alles zweimal zu überprüfen, weil Sie nicht klar denken können.

Lord Runcie, der frühere Erzbischof von Canterbury, wurde am 2. Oktober 1921 geboren. Bei den Vorbereitungen für eine Vortragstournee durch Australien wollte er seinen Koffer vom Schrank herunterholen. Dabei fiel er plötzlich vom Stuhl und brach sich den Fuß (KTT). Die Reise mußte abgesagt werden, weil sein Fuß eingegipst wurde. Vom Stuhl fallen gehört zu den häufigsten Hausunfällen.

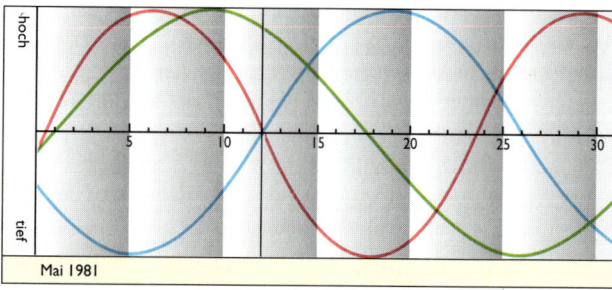

Fallstudie: **Stuart Hall**, *12. Mai 1981*

Stuart Hall wurde am 25. Dezember 1934 geboren. Einmal sollte er als Gast in der BBC-Fernsehshow »It's a Knockout« auftreten. An diesem Tag (KKH) schlief er zu Hause unter seiner Bräunungslampe ein und mußte mit leichten Verbrennungen ins Krankenhaus gebracht werden. Dies geschah an einem körperlich und seelisch kritischen Tag und ist ein gutes Beispiel für Unfälle an körperlich kritischen Tagen.

# Reisen

## Autos

Es gibt drei Hauptarten von Autounfällen und wahrscheinlich Unfällen ganz allgemein:
Unfälle werden verursacht durch:

- zu großes Selbstvertrauen und/oder langsame Reaktionsfähigkeit
- kurzzeitigen Konzentrationsmangel
- Ermüdung, Krankheit oder Streß

Aus biorhythmischer Sicht stehen all diese Ursachen in Zusammenhang mit einem kritischen Tag im körperlichen Zyklus; einem kritischen Tag im geistigen Zyklus, oder wenn die Biorhythmen allgemein ein Tief haben. Als wir bei der London Biorhythm Company die Fragebögen analysierten, die wir zum Thema Auto- und Motorradunfälle führen, zeigte sich schnell, daß die weitaus größte Zahl dieser Unfälle an einem kritischen Tag im körperlichen Zyklus passiert waren und von jungen Männern unter achtundzwanzig Jahren verursacht wurden.

Diese Information legt nahe, daß junge Männer unnötig riskant fahren (und das unterbewußt auch wissen). Dazu gehören Überholen, wenn die Zeit für einen sicheren Überholvorgang nicht ausreicht oder unter Drogen- oder Alkoholeinfluß fahren und nicht auf Fußgänger achten (geistig kritischer Tag). Um die Unfallgefahr zu reduzieren, sollten Sie auf einen ausreichend hohen Blutzuckerspiegel achten und mindestens alle zwei Stunden eine Rast einlegen.

Bei Auto- und Motorradrennen sind Sport-Biorhythmen und Reise-Biorhythmen kombiniert (siehe die Rhythmogramme von Freddie Spencer, Seite 28, und Lawrence of Arabia, Seite 38).

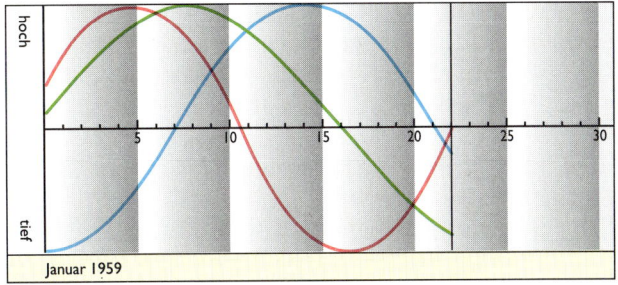

Januar 1959

**Fallstudie: Mike Hawthorne, 22. Januar 1959**

Der Rennweltmeister Mike Hawthorne, geboren am 10. April 1929, hatte nur wenige Tage vor seinem tödlichen Unfall angekündigt, er werde sich aus dem Autorennsport zurückziehen. Auf einer regennassen Straße in der Nähe von London geriet sein 3,4-Liter-Jaguar an einem körperlich kritischen Tag außer Kontrolle. Hawthornes Biorhythmus-Position am 22. Januar 1959 war KTT.

Weitere Grand-Prix-Rennfahrer, die bei Rennen ums Leben kamen, sind der Italiener Giunti Cabantous (HHK) und der Neuseeländer Jerry Hoyt (TTT).

## Zusammenstöße mit Radfahrern

Eine weitere Unfallart in Verbindung mit dem geistigen Biorhythmus sind Zusammenstöße von Autofahrern mit Radfahrern, die sie offensichtlich übersehen hatten. Diese Unfälle geschehen vor allem bei schlechtem Wetter, schlechten Lichtverhältnissen oder wenn der Fahrer ungeduldig ist, und besonders auf Strecken, die er gut kennt.

## Schleudern

Mit einem Fahrzeug ins Schleudern zu geraten gehört in die gleiche Kategorie wie Stürze (siehe Seite 78) und hängt normalerweise mit einem körperlich kritischen Tag zusammen (der Fahrer verliert die Kontrolle über das Auto).

## Über den Mittelstreifen fahren und dann auf der Gegenfahrbahn weiterfahren

Mit geistig kritischen Tagen zusammenhängende Unfälle ereignen sich, wenn der Fahrer für einen Sekundenbruchteil die Konzentration und den Orientierungssinn verliert. In seiner Verwirrung fährt er dann unter Umständen über den Mittelstreifen und auf der Gegenfahrbahn der Autobahn. Die Schauspielerin Jayne Mansfield starb bei solch einem Unfall, der unter Alkoholgenuß noch häufiger passieren kann.

### Forschungsergebnisse:
**Deutschland:** In den 60er Jahren zog man in einigen Bundesländern bei Autounfällen die Biorhythmen der Fahrer in Betracht, wenn die Fahrer nicht betrunken waren, weder dem Auto noch den Insassen etwas passiert war und die Schuldfrage bereits geklärt war. Die Chancen sprachen zugunsten des Fahrers, dessen Biorhythmen nicht auf einen kritischen Tag fielen.
**Großbritannien:** Studien sollten zeigen, ob es einen Zusammenhang zwischen den Biorhythmen des Fahrers und Autounfällen gibt. Das Gutachten des Nottinghamshire County Council hielt dies für erwiesen.

### Wie Sie einen Verkehrsunfall vermeiden:
● An einem körperlich kritischen Tag: Achten Sie ganz besonders auf Ihre Fahrtgeschwindigkeit, denn Sie merken möglicherweise nicht, wie schnell Sie fahren. Sie müssen sich vorstellen, Sie seien jemand, der ein bißchen Alkohol getrunken hat, auch wenn Sie nichts getrunken haben.
● An seelisch kritischen Tagen: Belästigen Sie keine anderen Verkehrsteilnehmer.

In Großbritannien gibt es selten einen Zusammenhang zwischen Autounfällen und einzelnen kritischen Tagen im seelischen Zyklus, in Japan kommt dies jedoch häufiger vor. Passiert ein Autounfall an einem seelisch kritischen Tag, ist dafür meistens Reizbarkeit oder Frustration verantwortlich, und fast immer passiert das nach einer dreifachen Hochphase.
● HHK-Tage: Es ereignen sich oft kleinere Autounfälle, bei denen meist kurzzeitig das Gedächtnis aussetzt: Man vergißt die Handbremse anzuziehen, rammt ein Auto beim Zurücksetzen oder vergißt, das Auto abzuschließen.
● An körperlich kritischen Tagen: Sorgen Sie für genügend Ruhe und regelmäßige Pausen. Halten Sie Ihren Blutzuckerspiegel mit kleinen Snacks oben. Die meisten Verkehrsunfälle passieren, wenn der Fahrer übermüdet ist.

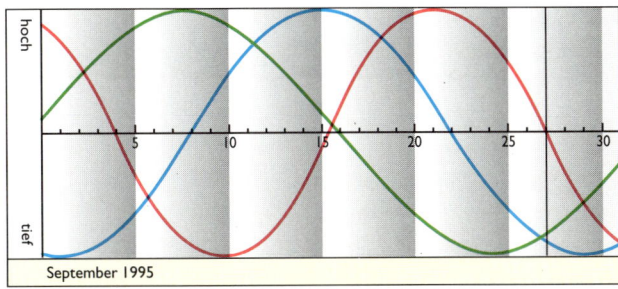

September 1995

Fallstudie: **Michael Schumacher, *27. September 1995***

Der Formel-1-Rennfahrer und Weltmeister Michael Schumacher wurde am 3. Januar 1969 geboren. Auf einer Fahrt auf der Autobahn fummelte er an seinem Radio herum, übersah, daß die Autos vor ihm langsamer fuhren, und streifte einen Lastwagen. Dieser unbedeutende Unfall ereignete sich an einem KTT-Tag (verlangsamte Reaktionen), und Schumacher gab zu, er sei zeitweise unkonzentriert gewesen. Zum Glück entstand an beiden Fahrzeugen kein großer Schaden.

# Flugzeuge

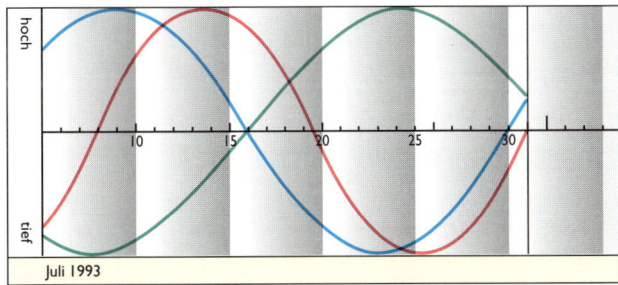

Juli 1993

Fallstudie: **Ed Jones, *31. Juli 1993***

Ed Jones wurde am 22. Mai 1959 geboren. Am 31. Juli 1993 (KHH) blieb sein Drachen in Kent in der Hochspannungsleitung hängen. Er hätte drei kritische Tage in Folge gehabt.

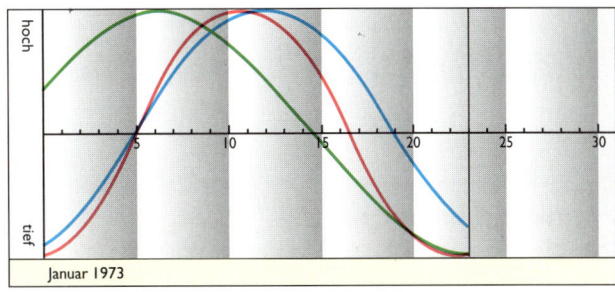

Januar 1973

Fallstudie: **Alexander Onassis, *23. Januar 1973***

Alexander, Aristoteles Onassis' einziger Sohn, wurde am 30. April 1948 geboren. Froh, seinem Vater hinsichtlich seiner bevorstehenden Hochzeit und anderer Dinge ein paar Konzessionen abgerungen zu haben, wollte er schnell nach London fliegen. Der neue Privatpilot war müde, denn er hatte das Flugzeug gerade erst nach Athen geflogen. Trotzdem führten er und Alexander die Sicherheitskontrollen selbst durch und starteten, ohne ausgeruht zu sein. Kurz nachdem sie Athen verlassen hatten, zerschellte das Flugzeug, und beide Männer kamen ums Leben. Alexander hatte an diesem Tag eine dreifache Tiefphase (TTT) und der Pilot einen körperlich kritischen Tag.

**Forschungsergebnisse:**

**USA und Kanada:** An einem körperlich kritischen Tag ist die Reaktionsfähigkeit von Berufspiloten sechsmal langsamer als bei Piloten mit körperlicher Hochphase (Willis).

Schon 1973 errechnete die United Airlines die Biorhythmen des Bodenpersonals und der im Wartungsdienst Beschäftigten. Der Konzern Procter & Gamble in Green Bay, Wisconsin, führte Rhythmogramme für ihre Mitarbeiter. Viele kanadische Unternehmen setzten Biorhythmen auch ein, um die Arbeitsleistungen zu steigern.

## Handel und Industrie

Die Anwendung des Wissens um die Biorhythmen kann positive Wirkungen auf Handel und Industrie haben. Viele Industriebetriebe in zahlreichen Ländern haben Gutachten erstellen lassen, die oft von Versicherungsgesellschaften gesponsort wurden, die auf diese Weise Schadensersatzforderungen umgehen. Das erste derartige Gutachten wurde in Zürich in der Schweiz erarbeitet, und zwar bereits 1939. Auch heute noch interessieren sich die Schweizer besonders für Biorhythmen.

Mit dem Wissen um Biorhythmen die Zahl der Unfälle zu reduzieren (siehe Forschungsergebnisse gegenüberliegende Seite) kann tatsächlich positive Wirkungen haben: Vielen Menschen wird Leid erspart, und Privatleute sowie Unternehmen sparen viel Produktionszeit und Geld. In fast allen Industrieländern wurden Biorhythmus-Studien zu Arbeitsunfällen und Produktivität durchgeführt. Anfangs vermieden die großen Firmen Werbung für dieses Thema, aber heute sind sie schon offener dafür.

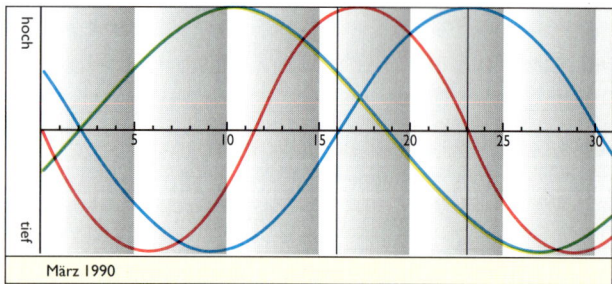

März 1990

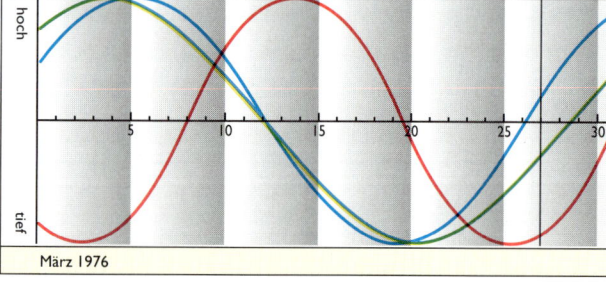

März 1976

Fallstudie: **Alan Bond,** *16. und 23. März 1990*

Der australische Geschäftsmann Alan Bond wurde am 22. April 1938 geboren. Die Bond Corporation Holding geriet 1989 in Schwierigkeiten. Bond hatte 1987 van Goghs Bild »Iris« zu einem Rekordpreis erworben. Am 11. Januar 1990 (HTK) beschloß er, es zu verkaufen, und tat dies mit Verlust am 16. März (HKH). Er versuchte – erfolglos -, die Hong-Kong-Anteile am 23. März (KHT, kein Selbstvertrauen) zu verkaufen. (Am 31. August 1990, KKK, mußte er schließlich die gesamte Firma veräußern.)

Fallstudie: **Anita Roddick,** *27. März 1976*

Anita Roddick wurde am 23. Oktober 1842 geboren. Sie eröffnete am 27. März 1976 ihren ersten Body Shop in Brighton, England. Anfang des Monats, wo sie es am dringendsten brauchte, hatte sie ein kreatives doppeltes Hoch, gefolgt von einer dreifachen Hochphase. Ihre Ansichten zum Thema Frauen und Kosmetik trafen den Zeitgeist. Heute herrschen sie und ihr Mann über ein millionenschweres Geschäftsimperium. Später wollen sie mit dem Geld einmal einen Wohltätigkeitsfonds gründen.

## Biorhythmen und Forschungen zur Unfallverhütung

**USA:** Mr. R.K. Anderson von der Firma Russell K. Anderson Associates war Berater beim amerikanischen Amt für industrielle Hygiene. Er ist überzeugt, daß »die Leute, die sich mit Unfallverhütung beschäftigen, immer nach den Unfallursachen suchen. Trotz intensiver Nachforschungen stoßen wir immer wieder auf Achtlosigkeit beim Arbeiter, der in den meisten Fällen selbst völlig verwirrt ist und sich fragt, wie das passieren konnte.«

Mr. Anderson führte zwei Jahre lang eine Studie über alle 300 Unfälle durch, die sich bei vier Fabriken in vier verschiedenen Industriezweigen ereigneten. All diese Unfälle waren vom Workman's Compensation Board (Amt für Arbeitsunfälle, Anm.d. Übersetzerin) erfaßt, es lagen daher detaillierte Beschreibungen vor.

Die Forscher fanden zu ihrem Erstaunen heraus, daß 70 Prozent der Unfälle an kritischen Tagen passierten. Unter den verbleibenden 30 Prozent war ein Mann, der im Fernen Osten geboren war (andere Zeitzone) und viele Unfälle erlitt. Sein körperlich kritischer Tag differierte um einen Tag. Nachdem man das Datum angeglichen hatte, ereigneten sich auch diese Unfälle an kritischen Tagen.

Ein anderer Mann versuchte an einem Tag mit dreifachem Hoch mehr Gewicht zu heben, als gesetzlich erlaubt war, »weil er sich so gut fühlte« und meinte, er könne das gefahrlos tun. Die Folge war ein bleibender Rückenschaden.

Anderson schloß daraus:

● An den sogenannten kritischen Tagen veränderte sich bei der betreffenden Person eindeutig etwas.

● Diese Person selbst merkte das nicht und verstand nicht, wie es zu dem Unfall kommen konnte.

● Kritische Tage ließen sich anhand veränderlicher körperlicher Kapazitäten, geistiger Fähigkeiten und individueller Laune ausmachen.

**Deutschland:** Auf die Studie von Dr. Reingold Buchow von der Berliner Humboldt-Universität und Dr. Otto Tope, dem Chef des Umweltamtes in Hannover, über Beschäftigte in der Landwirtschaft folgten bereits 1954 weitere Gutachten. **Japan:** Dr. Tatai schrieb in seinem Buch/Beitrag *Biorhythm for Health Design*, daß »ein Vorarbeiter in einem Industriebetrieb in Hiroshima gute Ergebnisse verzeichnen konnte, wenn er an kritischen Tagen farbige Plaketten/Buttons mit der Aufschrift »Wir wollen auf den Biorhythmus der anderen achten« verwendete. Ähnliche, andersfarbige Buttons für kritische Tage wurden auch bei den japanischen Elektrizitätswerken erfolgreich eingesetzt.

Biorhythmen sind groß im Kommen, oft in Verbindung mit Zen, Yoga oder Buddhismus und Autogenem Training. Viele große Versicherungsgesellschaften erhöhen damit die Sicherheit ihrer Mitarbeiter und gewähren anderen Unternehmen, die es auch tun, beträchtliche Preisnachlässe bei der Versicherungsprämie.

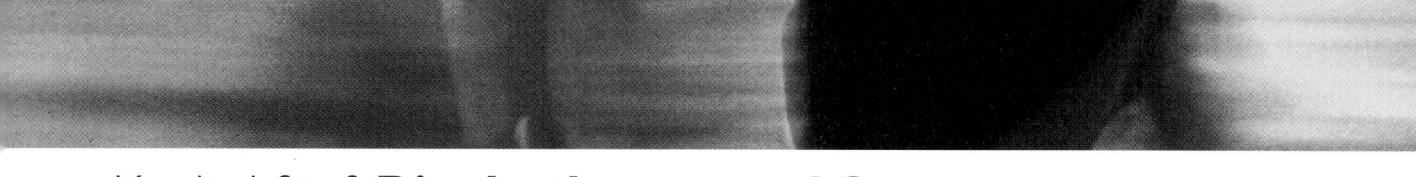

Kapitel fünf: **Biorhythmen und Sport**

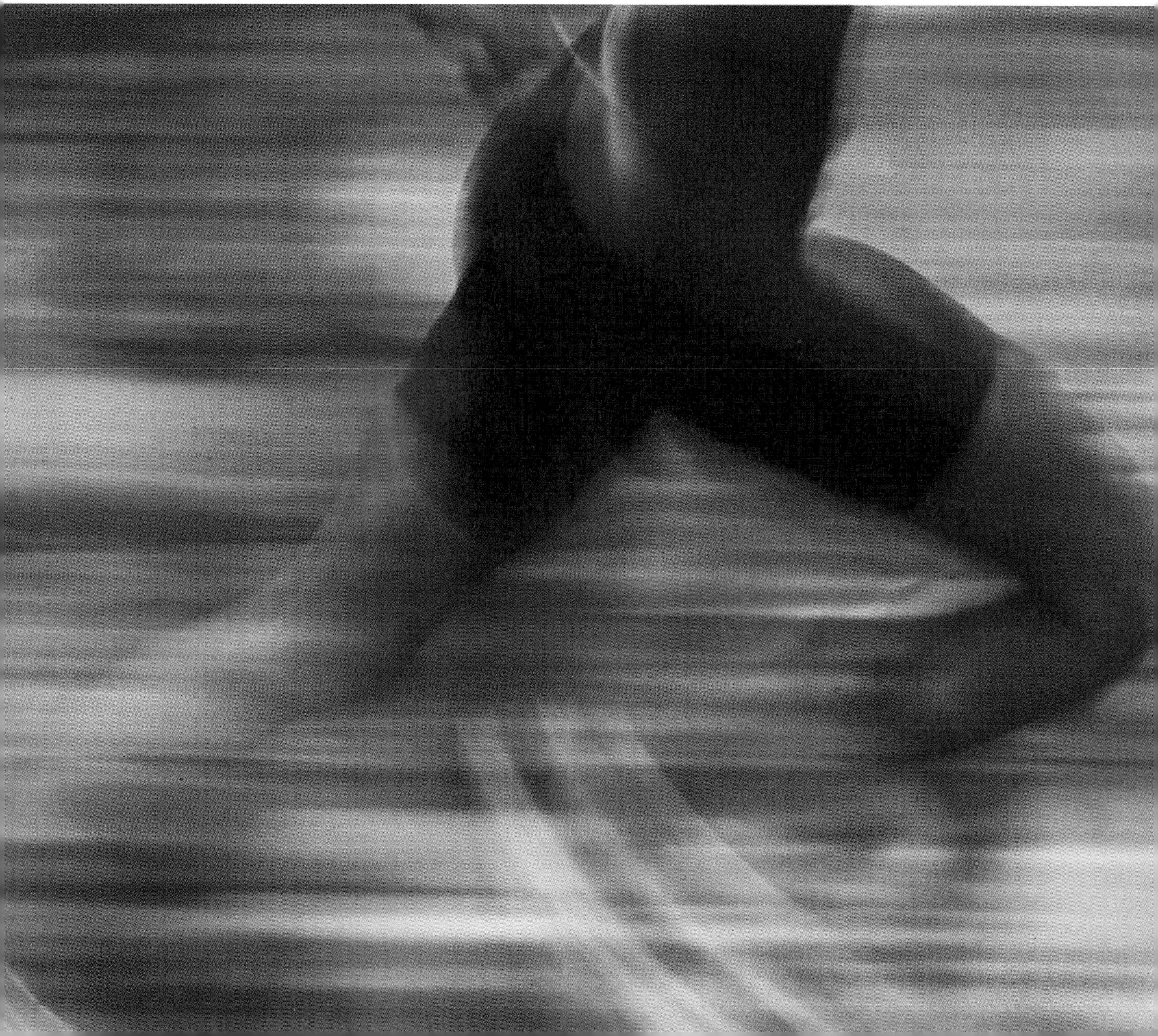

# Eine sportliche Chance

Die in diesem Kapitel vorgestellten Sportarten umfassen die unterschiedlichsten Aktivitäten in Verbindung mit Biorhythmen. Es gibt Einzelsportarten wie Tennis oder Boxen, bei dem Sie einen oder mehrere Gegener haben. Daneben gibt es andere Wettkampfsportarten, wie Golf, bei denen der Betreffende gegen seine eigenen früheren Leistungen und auch gegen andere Teilnehmer spielt. Bei Mannschaftssport wie Fußball und Eishockey mag vielleicht ein einzelner Sportler gelegentlich dominieren, aber die Kompatibilität und folglich der Erfolg lassen sich nur anhand der komplexen Verknüpfung der Biorhythmen des Trainers, des Mannschaftsführers und jedes einzelnen Mannschaftsspielers messen. Es handelt sich dabei um eine komplizierte Beurteilung. Ich habe, was die allgemeinen Umstände betrifft, bei ähnlichen Sportarten Ähnlichkeiten in den Biorhythmus-Mustern herausgefunden, zum Beispiel bei Fußball und Rugby oder bei Tennis und Boxen, und bin sicher, daß man in Zukunft noch andere Zusammenhänge entdecken wird.

Sportbegeisterte können also ihre eigenen Schlüsse ziehen und die beschriebenen Konzepte auf ihre eigenen sportlichen Aktivitäten übertragen. Ich hoffe, das erklärt, weshalb eine Mannschaft gewinnt beziehungsweise verliert, wenn anscheinend beide Teams technisch gesehen gut zusammenpassen. Es sollte auch dem einzelnen helfen, Sportunfälle zu vermeiden.

## Wie Sie Unfälle vermeiden

Im allgemeinen sind Sie an den folgenden Tagen – in dieser Reihenfolge – am anfälligsten für Unfälle:

3. kritische Tage im seelischen Zyklus

5. in einer dreifachen Hochphase, wenn Sie zu Überschwang neigen

1. kritische Tage im körperlichen Zyklus

2. kritische Tage im geistigen Zyklus

4. in einer dreifachen Tiefphase

Körperlich kritische Tage hängen mit etwa achtzig Prozent der selbstverschuldeten Unfälle zusammen, beachten Sie also:
- Achten Sie auf solche Tage, und versuchen Sie, positiv zu denken.
- Nehmen Sie gegebenenfalls Bachblüten-Tropfen ein, wenn Sie sich anfällig fühlen (Seite 109).

85

# Golf

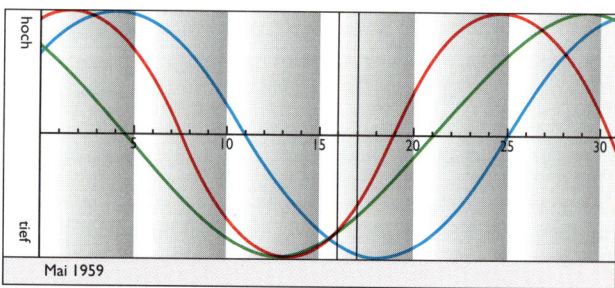

Beim Golf sind Fähigkeiten auf körperlichem und geistigem Niveau und Kontrolle über die eigenen emotionalen Reaktionen gefordert. Die besten Leistungen auf Wettkampfebene haben sogar die besten und erfahrensten Spieler dann, wenn sich mindestens zwei Biorhythmen in einer Hochphase befinden.

Viele Profis wissen um ihre Biorhythmen Bescheid, und in vielen Gutachten kann man deren Wirkung auf die Spielweise eines Spielers nachlesen.

Das *Professional Golfer Magazine* (USA, 1970) berichtete, daß »bei 44 großen Turnieren 33 Spieler während hohen oder aufsteigenden Biorhythmen gewannen«. Eine detailliertere Aufschlüsselung wäre hier besonders interessant gewesen.

Spielen Sie möglichst während einer dreifachen Hochphase oder wählen Sie, wenn das nicht geht, unter Berücksichtigung des geistigen Zyklus ein doppeltes Hoch. Für den fortgeschrittenen und guttrainierten Spieler tun es auch Hochs im seelischen und geistigen Zyklus. Die Position des physischen Biorhythmus scheint bei Spielfehlern besonders entscheidend zu sein.

## Fallstudie: Greg Norman, 8.-11. Mai 1980

Greg Norman, geboren am 10. Februar 1955, war 1995 auf Platz eins der Weltrangliste. 1980 gewann er das French Open in St. Cloud mit dem bisher größten Punkteabstand in der Geschichte dieses Opens. Er hatte ein Hoch im seelischen und geistigen Zyklus (THH).

## Fallstudie: Sam Snead, 16.-17. Mai 1959

Der Golf-Champion Snead wurde am 27. Mai 1912 geboren. Beim Sam Snead Festival stellte er einen neuen Rekord auf. Er war bekannt für seine entspannte Spielweise und überwand durch seine Persönlichkeit und einen ihm vertrauten Platz die Tiefphasen seiner Biorhythmen.

# Reiten

Reiten ist immer riskant, auch für erfahrene und guttrainierte Reiter. Ich hoffe jedoch, daß dieses Kapitel dazu beiträgt, dieses Risiko für den unerfahrenen und vielleicht auch für den erfahrenen Reiter zu minimieren, ob es sich nun um Kunstreiter oder Jockeys handelt, die über ihre Biorhythmen Bescheid wissen. Reiter sollten nie überheblich sein, denn Reiten ist der drittgefährlichste Sport (nach Wassersport und Motorradsport). Bei Reitsportarten haben das Temperament und die körperliche Fitneß des Pferdes einen Einfluß auf Erfolg oder Niederlage.

## Unerfahrene Reiter
Aus unseren Forschungen haben sich einige Schlußfolgerungen im Hinblick auf die Tage ergeben, an denen unerfahrene Reiter von ihrem Pferd fallen könnten:
- körperlich kritische Tage.
- seelisch kritische Tage, im allgemeinen zusammen mit einer doppelten Hoch- oder doppelten Tiefphase in den anderen Biorhythmen. Mit anderen Worten, diese Stürze ereignen sich oft an HKH- oder TKT-Tagen.
  Daraus kann man schließen, daß diese Unfälle meist mit Übererregbarkeit oder extrem langsamer Reaktionsfähigkeit zusammenhängen.
- Reiter, die stürzen und gleich wieder aufs Pferd steigen (es sei denn, sie sind ernsthaft verletzt), fallen meistens wieder herunter und verdoppeln so das Risiko, sich und möglicherweise auch das Pferd zu verletzen.

- Unerfahrene Reiter sollten nie auf einer öffentlichen Straße oder auf einem Pferd reiten, das sie nicht kennen und nicht sicher führen können.

## Erfahrene Reiter
Die gefährlichsten Biorhythmus-Kombinationen für erfahrene Reiter sind:
- Dreifache Tiefs. Viele Wettkampfteilnehmer bei Querfeldeinrennen oder anderen Veranstaltungen stürzten während einer dreifachen Tiefphase. Viele zogen sich dabei leider Verletzungen zu.
- Kritische Tage im körperlichen Zyklus sind für viele Stürze verantwortlich, obwohl dies meist auf das angeknackste Selbstvertrauen des Reiters zurückzuführen ist.
- Gelegentlich kommt es auch an kritischen Tagen im seelischen Zyklus zu Stürzen.

## Sicherheitstips für Reiter
- Tragen Sie immer einen Schutzhelm, der den landesüblichen Sicherheitsstandards entspricht.
- Tragen Sie Reitstiefel, das heißt Stiefel mit Absätzen, niemals Turnschuhe. Ohne Absätze rutscht der Fuß durch den Steigbügel, und Sie bleiben darin bei einem Sturz hängen.
- Überprüfen Sie den festen und bequemen Sitz des Sattel- und Zaumzeugs.
- Wickeln Sie die Zügel nicht um Ihre Finger. Wenn Sie stürzen, könnten diese abgerissen werden.

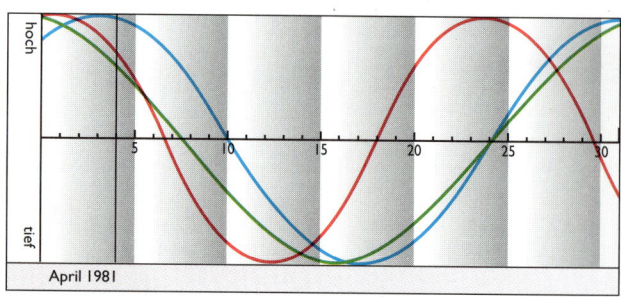

April 1981

## Jockeys
### Das Siegermuster

Vorausgesetzt, man hat ein gutes Reitpferd, sind die besten Biorhythmus-Muster für den Jockey
- Hochphasen in zwei oder allen drei Zyklen.

### Stürze und Unfälle

Die meisten Jockeys haben Unfälle:
- in dreifachen Tiefphasen oder an körperlich kritischen Tagen.
- manchmal auch an seelisch kritischen Tagen.

Fallstudie: **Bob Champion**, *4. April 1981*

Bob Champion, geboren am 4. Juni 1948, fühlte sich an dem Tag, an dem die weltbekannten Grand National Hindernisrennen in Aintree, Liverpool, stattfanden, unwohl. Zum Glück verzeichneten seine Biorhythmen ein dreifaches Hoch (HHH), und er gewann das Rennen. Wenn Sie wissen wollen, wie wichtig die Biorhythmen des Jockeys sind, überprüfen Sie über mehrere Jahre hinweg die Gewinner eines beliebigen wichtigen Rennens.

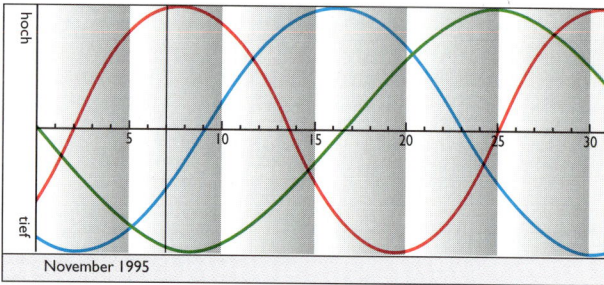

November 1995

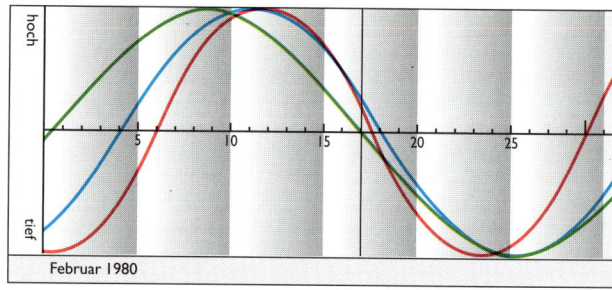

Februar 1980

Fallstudie: **Damien Oliver**, *7. November 1995*

Damien Oliver wurde am 22. Juni 1872 geboren. Der Jockey-Champion aus Victoria, Australien, ritt beim Melbourne Cup 1995 auf einem Außenseiterpferd und gewann das Rennen. Seine Biorhythmen waren HTT. Das Hoch im körperlichen Zyklus verlieh ihm Selbstvertrauen und das Tief im geistigen Zyklus gute Intuition.

Fallstudie: **Yves St. Martin**, *17. Februar 1980*

Der französische Jockey St. Martin, geboren am 8. September 1941, machte sich für ein Rennen in Durban startklar. Sein Pferd ging durch, er stürzte und brach sich das linke Handgelenk. Man fing das Pferd ein, und der südafrikanische Jockey Mark Sutherland ritt es und gewann damit. St. Martin hatte einen körperlich und geistig kritischen Tag (KKH). Der nächste Tag war seelisch kritisch.

# Boxen

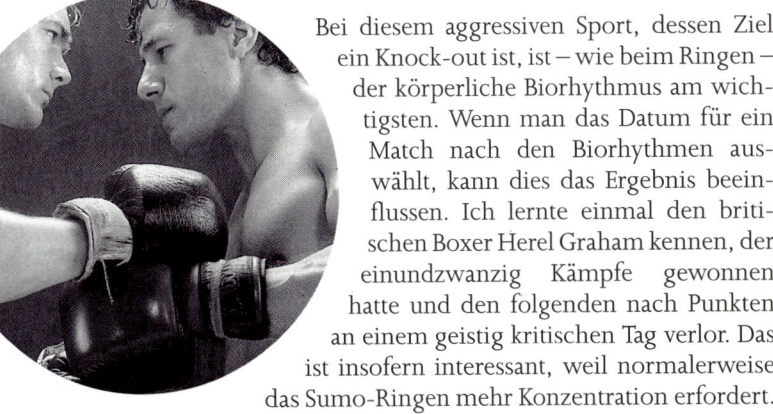

Bei keiner anderen Sportart ist der Sportler so völlig allein und auf sich gestellt wie beim Boxen. Nur seine persönliche Fitneß, Selbstvertrauen und eine Portion Glück schützen ihn vor möglichen schweren Verletzungen.

Es gibt Aufzeichnungen über Faustkämpfe aus der Zeit der griechischen Antike, aber die heutigen Regeln, um die Kraft zweier Männer zu vergleichen, die Queensbury-Regeln, wurden 1867 von dem Marquess of Queensbury festgesetzt.

Bei diesem aggressiven Sport, dessen Ziel ein Knock-out ist, ist – wie beim Ringen – der körperliche Biorhythmus am wichtigsten. Wenn man das Datum für ein Match nach den Biorhythmen auswählt, kann dies das Ergebnis beeinflussen. Ich lernte einmal den britischen Boxer Herel Graham kennen, der einundzwanzig Kämpfe gewonnen hatte und den folgenden nach Punkten an einem geistig kritischen Tag verlor. Das ist insofern interessant, weil normalerweise das Sumo-Ringen mehr Konzentration erfordert.

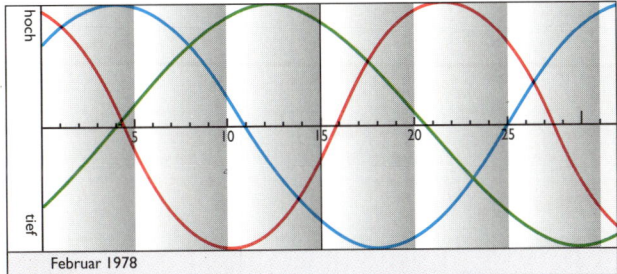

## Fallstudie: **Muhammad Ali,** *15. Februar 1978*

Muhammad Ali wurde am 17. Januar 1942 geboren und trat am 15. Februar 1978 gegen Leon Spinks, geboren am 11. Juli 1953, an. Ali verlor. Seine Biorhythmen waren TTH. Spinks' Biorhythmen waren auch TTH. In diesem Fall gewann der jüngere von beiden. Beide Männer wurden Profis, nachdem sie im Schwergewichtboxen für Amateure olympisches Gold gewonnen hatten.

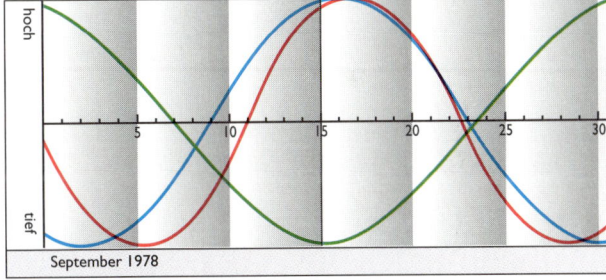

## Fallstudie: **Muhammad Ali,** *15. September 1978*

Genau 212 Tage, nachdem er den Titel der World Boxing Association im Schwergewicht an Leon Spinks verloren hatte, errang Ali ihn wieder und war damit der einzige Boxer, dem dies zweimal gelang. Diesen Rekord hält er immer noch. Mit HHT hatte Ali die besseren Biorhythmen, nämlich ein körperliches und ein seelisches Hoch. Spinks hatte THT, das heißt ein Tief im körperlichen und geistigen Zyklus.

# Tennis der Herren

## Einzelspieler

Tennis ist ein Einzelsport wie Boxen, Fechten, Sumo-Ringen oder Radrennen. Eine Person tritt gegen eine andere an: Jede steht oder fällt mit der Kombination aus eigenen Anstrengungen und Fähigkeiten und einer Portion Glück. Eine Situation, in der es nur wenig oder keine Unterstützung gibt, ist jedoch für ein Sozialwesen ziemlich unüblich. Dies ist vielleicht einer der Hauptgründe, weshalb sich begabte Einzelsportler mit guten Zukunftsperspektiven aus dem Profisport

zurückziehen. Aus diesem Grund ist auch der körperliche Zyklus, der mit Selbstvertrauen ebenso zusammenhängt wie mit Körperkraft und Durchhaltevermögen, bei diesen Einzelsportarten so entscheidend.

Bei Sportarten, bei denen ein hohes Maß an Selbständigkeit verlangt ist, scheint es Beweise dafür zu geben, daß hochqualifizierte Teilnehmer ein Tief in der körperlichen Phase ausgleichen können. Diese Sportler beherrschen offenbar die Technik »Geist siegt über Materie« perfekt.

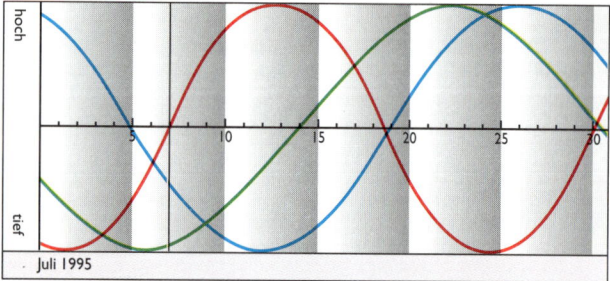

Fallstudie: **André Agassi, Verlierer, 7. Juli 1995**

André Agassi, geboren am 29. April 1970, spielte 1995 im Halbfinale in Wimbledon gegen Becker. Agassis Biorhythmen waren schlechter. Er hatte einen körperlich kritischen Tag, sein seelischer Zyklus hatte eine Tiefphase, und sein geistiger war ganz unten (KTT). Er verlor das Spiel.

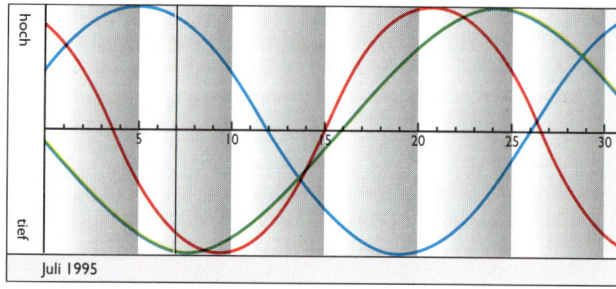

Fallstudie: **Boris Becker, Gewinner, 7. Juli 1995**

Boris Becker, geboren am 22. November 1967, hatte zwei Tiefs und im seelischen Zyklus ein Hoch (THT). Das Tief im geistigen Zyklus entspricht guter Intuition, und er gewann dieses Halbfinale. Obwohl er nicht in Hochform war, waren seine Biorhythmen besser als die seines Gegners.

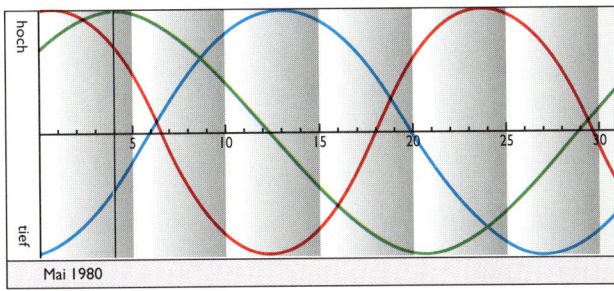

Mai 1980

## Fallstudie: Jimmy Connors, Gewinner, *4. Mai 1980*

Jimmy Connors wurde am 2. September 1952 geboren. Er schlug John McEnroe beim Finale der Welttennismeisterschaften in Dallas in vier Sätzen, und das trotz des Altersunterschieds von sechseinhalb Jahren, der sich eigentlich nachteilig hätte auswirken sollen.

Connors hatte ein erfolgreiches Comeback vor und während dieser Periode. Seine Biorhythmen waren damals HTH. (Siehe rechts McEnroes Biorhythmen bei diesem Spiel; und unten das Rhythmogramm für Connors' spätere dramatische Niederlage.)

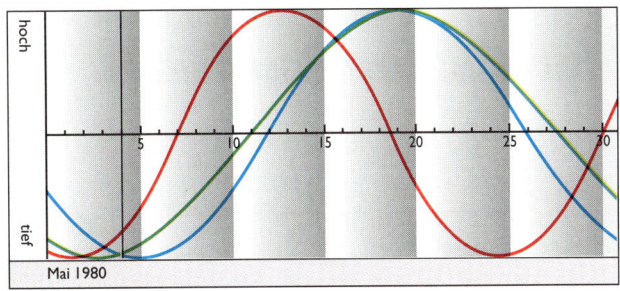

Mai 1980

## Fallstudie: John McEnroe, Verlierer, *4. Mai 1980*

John McEnroe, geboren am 16. Februar 1959, verlor gegen Connors (links). Die britische Zeitung The Guardian schrieb dazu: »Hat sich McEnroe so verschlechtert, daß Connors' Comeback doch nicht so aufsehenerregend war?« McEnroe gab zu, er

habe das Spiel nicht im Griff gehabt. Er befand sich in einer dreifachen Tiefphase (TTT), was seine Position gegen Connors' zwei Hochs und ein Tief schwächte. (Siehe unten die Wende bei einem späteren Spiel gegen einen anderen Gegner.)

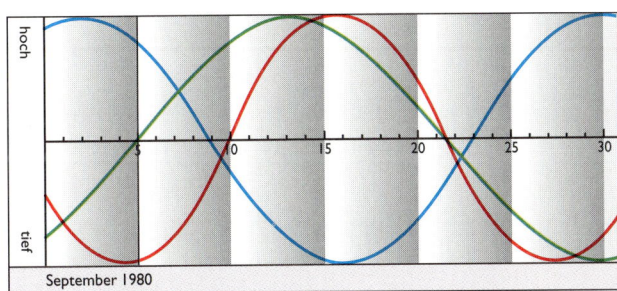

September 1980

## Fallstudie: Jimmy Connors, Verlierer, *5. September 1980*

Jimmy Connors, damals Weltranglisten-Dritter, verlor in der ersten Runde des San Francisco Volvo Grand Prix gegen einen unbekannten Studenten,

Tim Mayotte, der auf Platz 385 stand. Connors' Biorhythmen waren THK, die von Mayotte HHH.

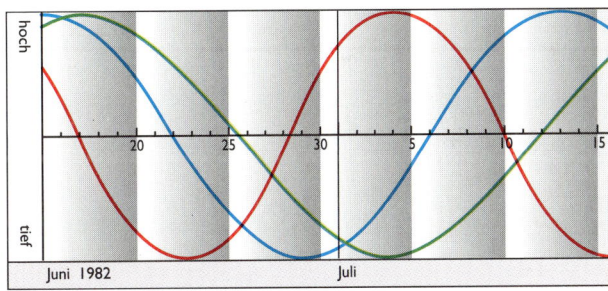

Juni 1982     Juli

## Fallstudie: John McEnroe, Gewinner, *1. Juli 1982*

John McEnroe schlug Tim Mayotte in drei Sätzen in einem Halbfinale in Wimbledon. McEnroes Biorhythmen waren HTT, die von Mayotte TTK.

Auch die persönlichen Umstände für einen Sieg sind also ausschlaggebend; keiner der beiden hatte nämlich besonders gute Biorhythmen.

# Tennis der Damen

## Einzelspiele

Einzelspiele beim Tennis der Damen erfordern Durchhaltevermögen, Persönlichkeit, Eleganz, starke Nerven und Einfallsreichtum.

Bei Einzelwettkämpfen tritt eine Frau gegen eine andere in einem Kampf an, den man mit einem Gladiatorenkampf vergleichen könnnte, während bei den Herren ein schneller Aufschlag schon fast den Sieg bedeuten kann. Beim Tennis der Damen läßt man eben-

bürtige Spielerinnen oft ihren Kampf auf dem Court austragen.

Die erforderliche körperliche Verfassung bedeutet, daß der körperliche Zyklus wichtig ist. Wenn hier keine der beiden Spielerinnen einen Vorteil hat, kommen die beiden anderen Zyklen ins Spiel.

Einzelspieler sollten selbständig sein und die Zuschauer während eines Spiels eine Zeitlang fesseln können. Das praktische Wissen um Biorhythmen ist für Profi- oder Amateursportler ein Vorteil.

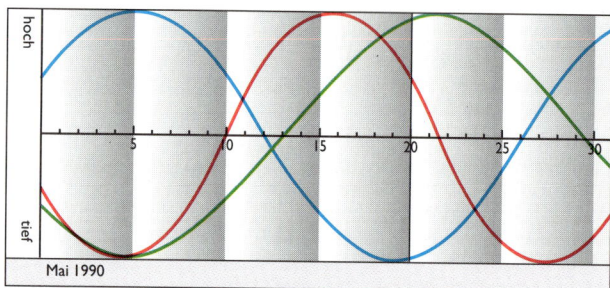

Fallstudie: **Monica Seles, Siegerin, *20. Mai 1990***

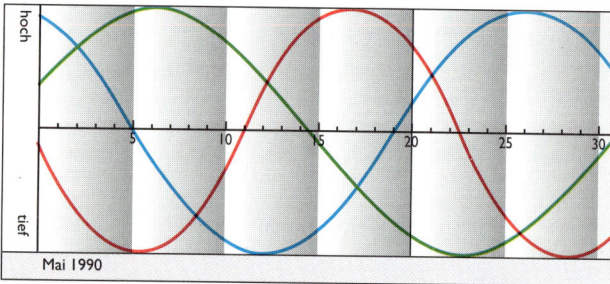

Fallstudie: **Steffi Graf, Verliererin, *20. Mai 1990***

Monica Seles, am 2. Dezember 1973 geboren, überraschte die Tenniswelt als sie Steffi Graf am 20. Mai 1990 in den German Open besiegte. Beide hatten gute Biorhyth- men, doch Seles' HTH über- ragte Grafs HHT. Auch der geistige Zyklus ist wichtig, denn Gewinnen hängt oft von der geistigen Verfassung der Spieler ab.

Steffi Graf wurde am 14. Juni 1969 geboren. Seit dem French Open Finale 1989 hatte sie jedes Spiel gewonnen. Sie spielte gegen Monica Seles, eine 16jährige Jugoslawin (links), und verlor. Steffi Grafs Biorhythmen waren HHT. Normalerweise steht ein Tief im geistigen Biorhythmus für hohe Intuition, aber unter Streß und Druck kann sich das ändern.

# Doppel
## Zu große Kompatibilität?

Martina Navratilova und Chris Evert harmonieren biorhythmisch gesehen körperlich 100 Prozent, deshalb war keine der anderen in dieser Hinsicht überlegen. Als sie als Gegnerinnen aufeinandertrafen, gab es ein denkwürdiges Spiel, aber beide konnten jeweils nur für die halbe Spielzeit ihre Hochphase halten. Wenn beide Spielerinnen körperlich unten waren oder gleichzeitig einen kritischen Tag hatten, waren sie als Team sehr anfällig.

Seelisch sind sie 64 Prozent und geistig 58 Prozent kompatibel, das heißt, jeweils eine von ihnen hatte immer dann ein geistiges Hoch, wenn die andere eher intuitiv handelte. Vielleicht hören wir deshalb nichts mehr von dem Team Lloyd/Navratilova. Dafür könnte auch sprechen, daß sie körperlich 100 Prozent kompatibel waren, denn das erzeugt Konkurrenz.

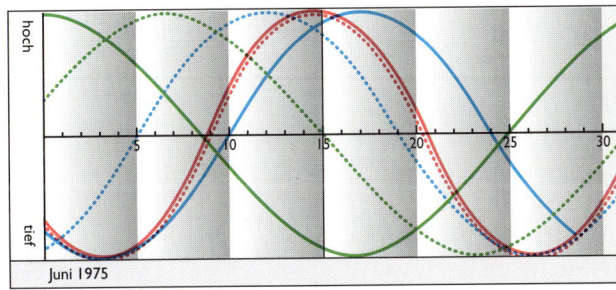

Fallstudie: **Lloyd und Navratilova**, *15. Juni 1975*

Chris Evert, geboren am 21. Dezember 1954, und Martina Navratilova, geboren am 18. Oktober 1956, gewannen 1975 das French Open. Lloyds Biorhythmen (die durchgezogenen Linien) waren HHT, die von Navratilova (die gestrichelten Linien) waren HHK. Hier wurden die anderen Unvereinbarkeiten durch vier Hochs überwunden.

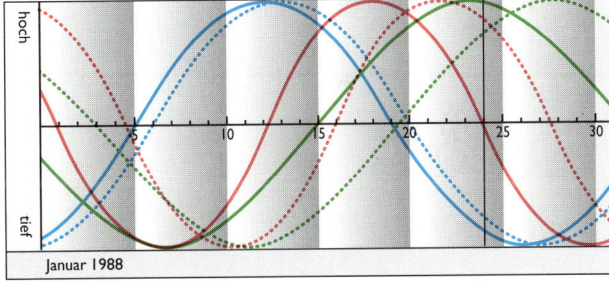

Fallstudie: **Turnbull und Lloyd**, *24. Januar 1988*

Wendy Turnbull, geboren am 26. November 1952, und Chris Evert waren ein erfolgreiches Doppel-Team. Ihre Kompatibilität betrug körperlich 65, seelisch 57 und geistig 82 Prozent. 1988 gewannen sie das Australian Open. Turnbulls Biorhythmen (gestrichelte Linien auf dem Rhythmogramm) waren HLH, die von Evert (durchgehende Linien) KTH.

# Eishockey

Eishockey ist zwar ein Mannschaftsspiel, doch hier übernehmen oft Einzelspieler die Führung und feuern die gesamte Mannschaft an. Idealerweise sollte die Kompatibilität der Spieler bei allen Sportteams zwischen 40 und 70 Prozent liegen. Die, die am engsten zusammenspielen, sollten mit den restlichen Spielern körperlich kompatibel sein.

Allgemein haben Teams eine körperliche Kompatibilität von 39 Prozent. Erfreu-licherweise gleichen im Mannschaftssport die Hochs der anderen Spieler das körperliche Tief eines Einzelspielers aus.

Gibt es einen Kampf während des Spiels, kollidieren wahrscheinlich die Biorhythmen der zwei gegnerischen Spieler, die von Anfang an dabei waren. (Siehe Beispiele für Fußball auf Seite 97-98).

Die Berechnung von Mannschafts-Biorhythmen ist ein komplexes, aber lohnenswertes Unterfangen.

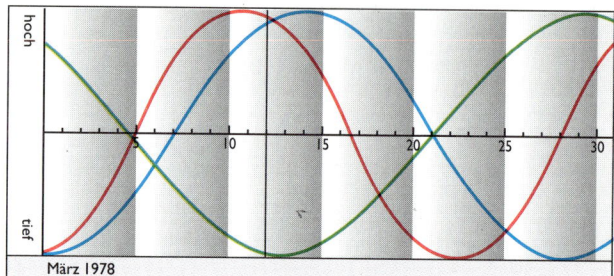

Fallstudie: **Bobby Hull,** *12. März 1987*

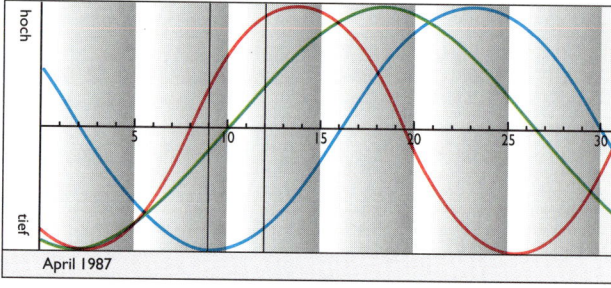

Fallstudie: **Wayne Gretzky,** *9. und 12. April 1987*

Bobby Hull wurde am 3. Januar 1939 geboren. Er erzielte sein 1000. Tor in seinem 1600. Spiel. Seine Biorhythmen waren HHT, eine ideale Kombination für Erfolg bei sportlichen Aktivitäten. Der geistige Zyklus kommt beim Profisport zum tragen. Befindet er sich in einer Tiefphase, verleiht der geistige Biorhythmus ein hohes Maß an Intuition.

Ein anderer kanadischer Eishockeyspieler, Wayne Gretzky, wurde am 26. Januar 1961 geboren. Er schoß die meisten Tore und hat damit mehr Rekorde gebrochen als jeder andere Spieler. Am 9. April (HHT) hatte er die meisten Assists in einem einzigen Play-off. Am 12. (HTH) erzielte er die meisten Skorerpunkte in einem einzigen Play-Off-Spiel.

# Eiskunstlauf

Beim Eiskunstlauf der Paare sind ausgezeichnete Kompatibilität und hohes Vertrauen für den Erfolg ganz wichtig. Der Mann und die Frau müssen jeweils füreinander verantwortlich sein und mit großer Anmut und viel Können ihre Bewegungen genau aufeinander abstimmen.

Beim Eistanzen spielt der seelische Zyklus des Paares eine Rolle, weil sich die Kreativität durch die Choreographie, die Kostüme und das Vertrauen der Frau in ihren Partner während Würfen und anderen komplizierten Bewegungsabläufen ausdrückt.

Anders als bei anderen Sportarten muß das Paar, will es gewinnen, wirkliche Freude empfinden und dies in seinen Mienen und Bewegungen zum Ausdruck bringen.

Der körperliche Biorhythmus sorgt für das Durchhaltevermögen, der geistige Biorhythmus ist deshalb von Bedeutung, weil sich beide Tänzer die Koordination der sehr differenzierten Eislaufprogramme merken müssen.

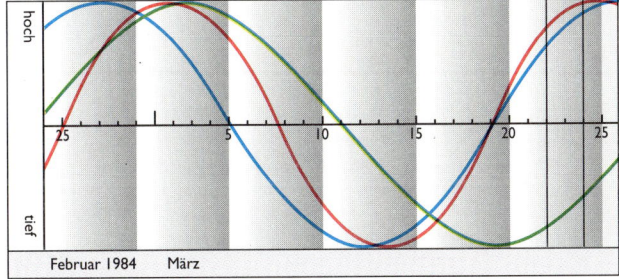

Fallstudie: **Jayne Torvill, *22.-24. März 1984***

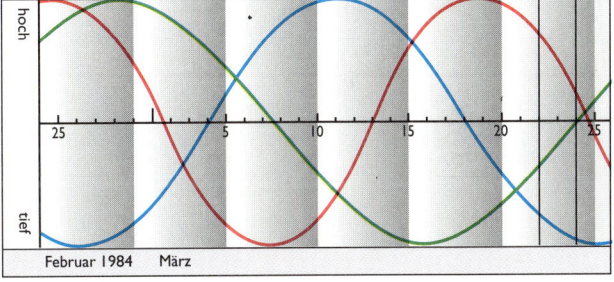

Fallstudie: **Christopher Dean, *22.-24. März 1984***

Jayne Torvill wurde am 7. Oktober 1957 geboren. Im Februar gewann sie zusammen mit Christopher Dean olympisches Gold. Bei den Weltmeisterschaften im Eistanzen in Ottawa im März erzielten die beiden die höchste Punktezahl, die jemals erreicht wurde: neunundzwanzig Mal sechs Punkte. In dieser Zeit hatte Torvill einen HHT-Biorhythmus.

Christopher Dean wurde am 27. Juli 1958 geboren. Im März, bei den Weltmeisterschaften im Eistanz in Ottawa/Kanada, wies Deans Biorhythmus (er war der stärkere von den beiden) HTT am 22. und KTK am 24. März auf. Die Biorhythmus-Kompatibilität der beiden beträgt körperlich 48 Prozent, seelisch 7 Prozent und geistig 76 Prozent.

# Skifahren der Herren

# Skifahren der Damen

Alpiner Skilauf der Herren ist ein dramatischer Sport, bei dem ungeheure körperliche Fitneß, Selbstvertrauen und Koordinationsvermögen gefragt sind.

Der körperliche Biorhythmus ist erfolgsentscheidend, denn er sorgt für das Durchhaltevermögen bei hohen Geschwindigkeiten und für das Koordinationsvermögen, mit dem man Verletzungen zu verhindern und die Eigenständigkeit zu maximieren sucht.

Am zweitwichtigsten ist der geistige Zyklus bei diesem spannenden und anspruchsvollen Sport.

Auch wenn der Alpinskilauf bei den Damen langsamer verläuft als bei den Männern, müssen die Teilnehmerinnen dennoch körperlich fit sein und bei Herausforderungen erst richtig in Hochform kommen. Wie Bergsteiger entwickeln viele Alpinskifahrerinnen eine Obsession. Um dies zu verhindern und um schwieriges Terrain und Hindernisse beurteilen zu können, ist der geistige Biorhythmus wichtig. Alpinskilauf bietet eher Spielraum für Herausforderungen als für Kreativität, aber bei all diesen Sportarten gibt es ein hohes Unfallrisiko.

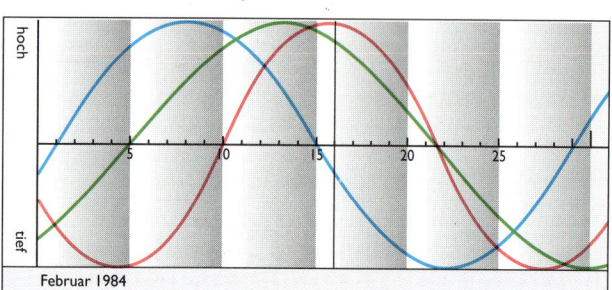

Februar 1984

Fallstudie: **William D. Johnson,** *16. Februar 1984*

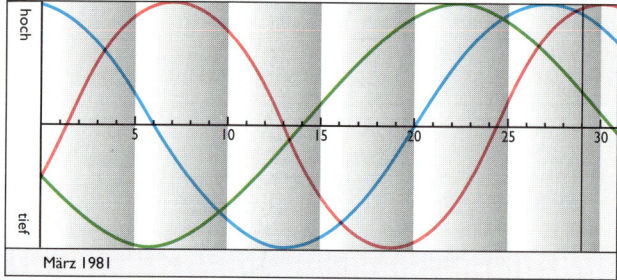

März 1981

Fallstudie: **Tiina Lehtola,** *29. März 1981*

Der Amerikaner William Johnson wurde in Sarajevo am 30. März 1960 geboren. Bei den Olympischen Spielen in Sarajewo 1984 erreichte er seine höchste Geschwindigkeit beim Olympischen Abfahrtslauf, 104 km/h. Seine Biorhythmen waren HTH. Das Tief im seelischen Zyklus sorgte dafür, daß er trotz seiner Heimatfangemeinde die Ruhe bewahrte.

Tiina Lehtola wurde am 3. August 1962 in Finnland geboren. Am 29. März 1981 erzielte sie in Ruka, Finnland, mit 110 Metern einen Rekord beim Skiweitsprung der Damen. Ihre Biorhythmen waren an diesem Tag HHH. Diese Kombination stärkt und erhöht die natürliche Begabung, wenn sie für ein bestimmtes Ziel eingesetzt wird.

# Fußball

## Biorhythmus-Kompatibilität im Fußballteam

Teams müssen als Einheit arbeiten, und dazu ist Ausgewogenheit nötig. Es wäre beispielsweise ungünstig, wenn jeder gleichzeitig biorhythmische Hochs oder Tiefs hätte. Solche Muster würden Verwirrung bei der Formation der Mannschaft stiften und Konkurrenz unter den einzelnen Spielern auslösen. Sie könnten zwar eine glänzende Leistung erbringen, wenn jeder ein biorhythmisches Hoch hätte, aber wenn dann die Tiefs kämen, wäre die Mannschaft aus dem Rennen.

## Wie Hochs wirken

Spieler mit dreifacher Hochphase kollidieren möglicherweise während eines Spiels, weil sie zu vital sind. Spieler, die eine dreifache Hochphase hinter sich haben, agieren oft temperamentvoll, besonders, wenn sie unter Druck stehen.

## Die Auswirkungen von kritischen Tagen

Welche dramatischen Auswirkungen kritische Tage innerhalb gegnerischer Mannschaften haben könnten – das gilt für alle Sportarten –, zeigen Vorfälle wie das Geschehen im Spiel zwischen Arsenal und Manchester United am 20. Oktober 1990. Dabei gab es einen besonders unerfreulichen Zwischenfall, an dem einundzwanzig Spieler beteiligt waren.

Der Londoner Sunday Telegraph berichtete, daß Nigel Winterburn und Anders Limpar von Arsenal und Denis Irwin und Paul Ince von Manchester United die Hauptbeteiligten waren. Ihre Biorhythmen (siehe Seite 98) zeigten, daß Irwin und Ince beide einen seelisch kritischen Tag und Winterburn und (wieder) Irwin einen körperlich kritischen Tag hatten. Limpar hatte einen geistig kritischen Tag. Die Chance, daß an ein- und demselben Tag alle vier beteiligten Spieler kritische Tage haben, steht 140:1. Auch Alex Ferguson, der damalige Trainer von Manchester United, hatte einen körperlich kritischen Tag.

Bei einem anderen Zwischenfalll am selben Tag, im Spiel zwischen Manchester City und Derby County, wurde Adrian Heath in der Verlängerung vom Spielfeld geschickt. Er hatte einen geistig kritischen Tag und hatte sich deshalb nicht unter Kontrolle.

Hätten die Spieler etwas über ihre Biorhythmen gewußt, hätten sie vielleicht ihre Selbstbeherrschung bewahrt.

## Wie Tiefs wirken

In dem erwähnten Spiel hatte der Trainer von Arsenal, George Graham, ein dreifaches Tief. Diese hängen meistens mit Reaktionsträgheit zusammen.

## Forschung in der Zukunft

Nach dem Spiel Arsenal gegen Manchester United versuchte die London Biorhythm Company – erfolglos –, die britischen Fußballvereine dazu zu bewegen, Biorhythmen einzusetzen. Für Interessierte halten wir zu diesem Thema weitere Informationen bereit.

## Spiel: Arsenal gegen Manchester United, *20. Oktober 1990*

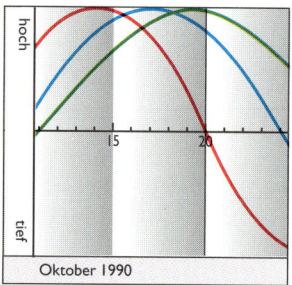

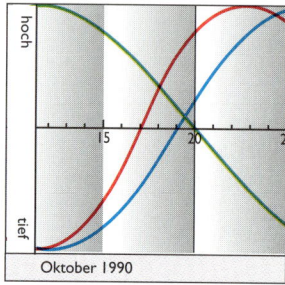

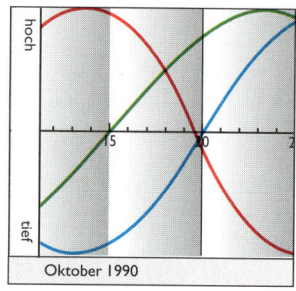

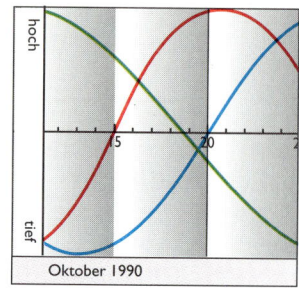

Fallstudie:
**Nigel Winterburn,
Arsenal**

Nigel Winterburn, geboren am 11. Dezember 1963, hatte nach einem HHH einen körperlich kritischen Tag (KHH); dies könnte gleichbedeutend mit Aggressivität sein.

Fallstudie:
**Anders Limpar,
Arsenal**

Anders Limpar wurde am 24. September 1965 geboren. Er hatte einen geistig kritischen Tag (HHK), der auf eine dreifache Hochphase folgte.

Fallstudie:
**Denis Irwin,
Manchester United**

Denis Irwin wurde am 31. Juli 1965 geboren. Am Spieltag hatte er einen doppelt kritischen Tag im körperlichen und seelischen Zyklus (KKH).

Fallstudie:
**Paul Ince,
Manchester United**

Paul Ince wurde am 21. Oktober 1967 geboren. Er hatte einen seelisch kritischen Tag (HKT). Denken Sie daran: Vorwarnung ist die halbe Gesundheit!

## Entlassungen

Am 11. Januar 1991 veröffentlichte The Times (London) eine Liste der Fußballspieler, die in dieser Spielzeit entlassen worden waren, insgesamt 132, darunter fünf Spieler, die zweimal aufgeführt waren.

Wir analysierten die Biorhythmen der Spieler:
• Mehr als doppelt so viele Entlassungen an körperlich kritischen Tagen als erwartet.
• Mehr als doppelt so viele Entlassungen an geistig kritischen Tagen als zufällig voraussagbar.
• Kein nennenswerter Zusammenhang mit dem seelischen Zyklus.
• An nicht-kritischen Tagen mit geistigem Hoch doppelt so viele Entlassungen wie an Tagen mit geistigem Tief.

Die Zwischenfälle, in die siebzehn jüngere Spieler verwickelt waren, ereigneten sich bei zwölf von ihnen an geistig kritischen Tagen und bei dreien an anderen kritischen Tagen. Die übrigen beiden jungen Spieler befanden sich in dreifachen Tiefphasen.

Auch wenn es sich hierbei nur um eine geringe Zahl handelt, sieht es doch so aus, als habe Selbstkontrolle (auf dem Fußballfeld) etwas mit dem geistigen Zyklus zu tun. Außerdem scheint Selbstbeherrschung mit zunehmendem Alter größer zu werden, läßt sich also erlernen.

Da uns die Geburtsdaten der Schiedsrichter nicht vorlagen, konnten wir ihre Biorhythmen nicht erstellen. Dies wäre sicher interessant und signifikant gewesen. Nicht nur Spieler sind im Unrecht.

# American Football

Eine der offensichtlich erfolgreichsten Methoden zur Vorhersage von Biorhythmen wurde von Nancy Roberts und Michael Wallerstein in den siebziger Jahren für den American Football entwickelt. Sie veröffentlichten ihre Ergebnisse in einem Artikel mit dem Titel »All Together on the Bio-Curve«, der im April 1973 in der Zeitschrift Human Behavior erschien.

Sie haben niemals genau preisgegeben, wie sie ihre Berechnungen anstellten, aber offensichtlich lag ihre Erfolgsquote bei der Voraussage, welches Team gewinnen würde, bei 90 Prozent:
• Sie legten mehr Gewicht auf die Biorhythmen der Mannschaftsführer und des Coachs.
• Sie gingen davon aus, daß ein Spieler mit sehr guten Biorhythmen nicht zur Gesamtleistung des Teams beitrug, da er ihrer Meinung wahrscheinlich nach sein eigenes Spiel spielte.

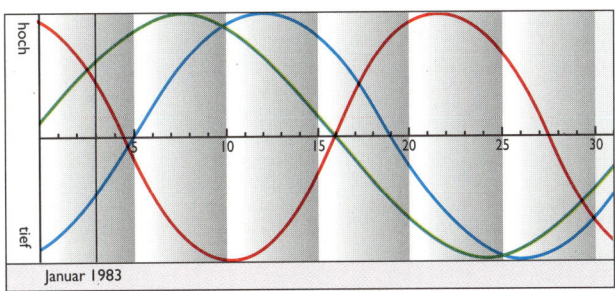

• Ein Spieler mit durchschnittlichen Biorhythmen verhält sich im Spiel wahrscheinlich kooperativer.

Sie zählten die Punkte für jeden Spieler zusammen und glichen seinen Biorhythmus an, indem sie die sehr guten Biorhythmen ab- und die durchschnittlichen aufrundeten. Ihrer Meinung nach durchschnittliche Biorhythmen wurden nicht angeglichen. Wenn der Spieler eine anstrengende Zeit hinter sich hatte, rundeten sie alle Hochs ab. Genauso rundeten sie jedesmal ein Tief auf, wenn er gerade einen erholsamen Urlaub hinter sich hatte.

Viele Biorhythmus-Experten waren mit der Forschungsweise oder den Vermutungen der beiden nicht einverstanden, aber es sieht so aus, als hätten sie, was die Teamarbeit im American Football betrifft, erfolgreiche Voraussagen gemacht.

---

Fallstudie: **Tony Dorsett, *3. Januar 1983***

Der Amerikaner Tony Dorsett wurde am 7. April 1954 geboren. Er hielt mehrere Rekorde und schloß sich 1977 den Dallas Cowboys an. Für diese spielte er in einem Spiel gegen die Minnesota Vikings, lief die meisten Yards im Scrimmage und erzielte einen Touchdown. Der höchste Yardgewinn lag bei 99 Yards. Tony Dorsetts Biorhythmen am 3. Januar 1983 waren HTH.

Januar 1983

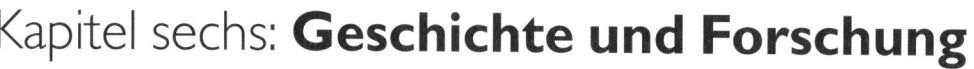

Kapitel sechs: **Geschichte und Forschung**

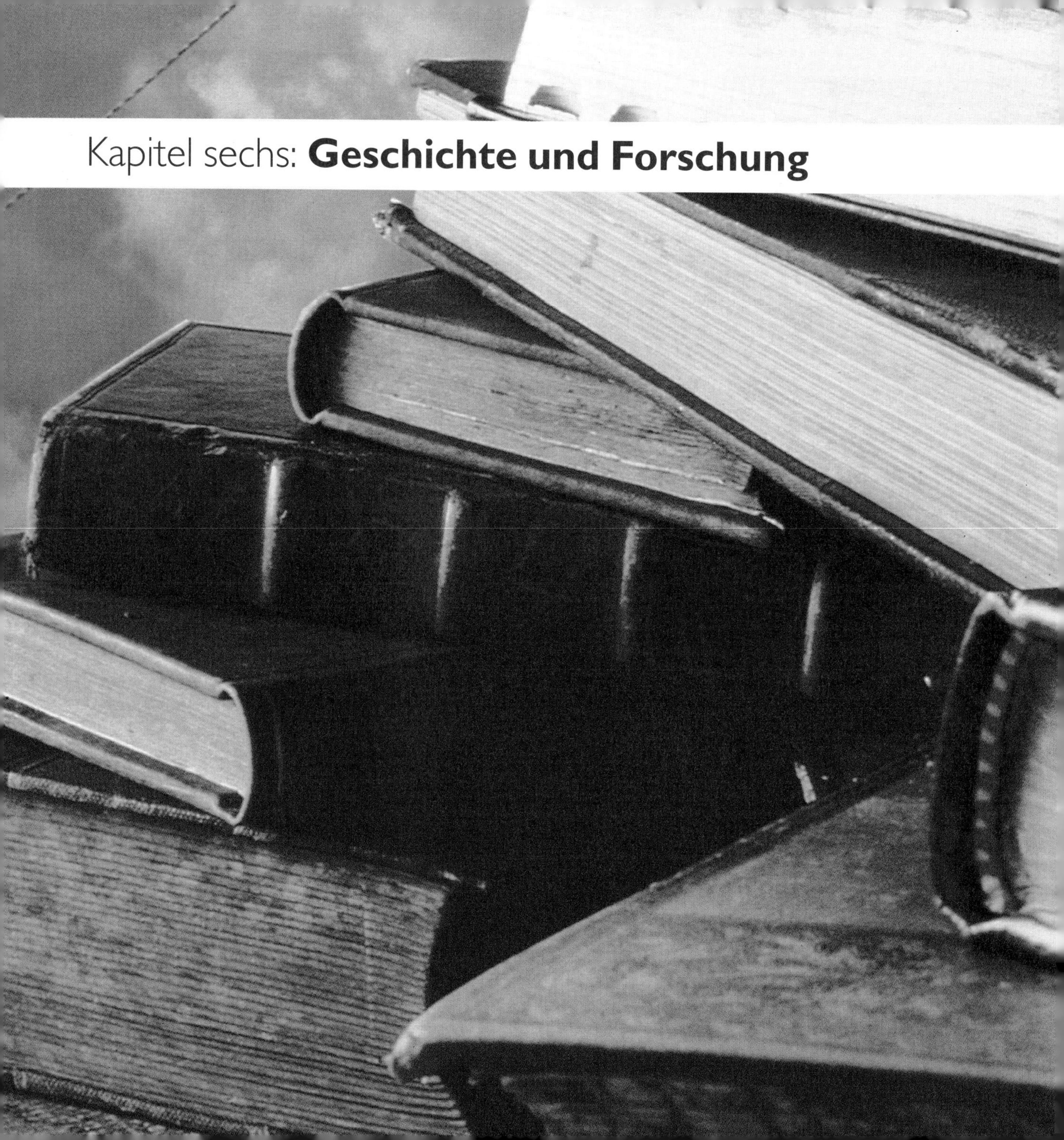

# Die Entdeckung der Biorhythmen

Schon griechischen Heilkundigen des 3. und 4. Jahrhunderts v. Chr. und nordafrikanischen Ärzten, die vor 1000 Jahren lebten, fielen die Körperzyklen ihrer Patienten während der Behandlung auf. Doch über Biorhythmen im heutigen Sinn sprach man erst an der Wende zum 20. Jahrhundert.

Zwischen 1890 und 1905 notierte der prominente HNO-Spezialist Dr. Wilhelm Fließ (1859-1928) die medizinischen Daten seiner Patienten und analysierte sie. Er konzentrierte sich hauptsächlich auf Kinder der Mittelschicht und deren Mütter. Anhand dieser Studie entdeckte er, daß es einen Körperzyklus gab, der Geburten, Todesfälle, Immunität gegen und Genesung von Krankheiten steuerte, und einem seelischen Zyklus, der die Reaktionen der Mütter auf diese Vorfälle beherrschte. Fließ bearbeitete über 10 000 Familienstammbäume über drei Generationen, um die Existenz dieser beiden Biorhythmus-Zyklen nachzuprüfen.

Nachdem er sich von der Richtigkeit seiner Beobachtungen überzeugt hatte, veröffentlichte er zahlreiche Bücher, Beiträge und Broschüren zu diesem Thema. Diese fanden in der Öffentlichkeit breiten Anklang, und ein paar Jahre lang war das Thema Biorhythmus-Zyklen im deutschsprachigen Raum, der als Vorreiter der Medizin galt, sehr beliebt. Damals bestand auch lebhaftes Interesse an den Ursprüngen der Menschheit, an Anthropologie und Mystizismus, den Lieblingsthemen in Intellektuellenkreisen.

Fließ war ein enger Freund und Mitarbeiter von Sigmund Freud (1856-1939), dem Begründer der Psychoanalyse. Fließ berichtete ihm von seinen Entdeckungen, und Freud gratulierte ihm zu seinem »beachtlichen Durchbruch in der Biologie«.

Freud führte dann analytische Tests durch, die viele von Fließ' Theorien bestätigten. Sie arbeiteten viele Jahre lang zusammen – bis es einmal heftigen Streit gab. Ursache war wahrscheinlich die Annahme von Fließ, Freud habe mit einem Bekannten, Hermann Swoboda, über seine, Fließ' Theorien, gesprochen, der dann Fließ' Werk über Biorhythmen unter seinem eigenen Namen veröffentlichte. Sie stritten auch über das Thema Bisexualität.

Freud bestätigte die Existenz des seelischen Biorhythmus-Zyklus mit Hilfe der Traumdeutung, und heutzutage setzt man Biorhythmen, besonders in Frankreich, ein, um die Effektivität konventioneller Behandlungsmethoden in diesem Bereich zu erhöhen.

Als Fließ mit seinen Forschungen begann, war auch die Theorie von der Bisexualität ein beliebtes Diskussionsthema. Aus diesem Grund verknüpfte Fließ wahrscheinlich Sexualität und Biorhythmen, indem er den körperlichen Zyklus als männlichen, den seelischen Zyklus (den er immer »Sensibilitätszyklus« nannte, ein Name, der sich bis in die sechziger Jahre hielt) als weiblichen Zyklus bezeichnete.

Damals interessierten sich die Intellektuellenkreise für die ersten Ergebnisse der Psychoanalyse, und daraus entstand vermutlich das Interesse an den Biorhythmen.

Hermann Swoboda sollte später Professor für Psychologie an der Universität Wien werden. Dort hatte er mit eigenen Forschungen begonnen, und 1951 ehrte ihn die Stadt Wien mit einer besonderen Medaille für sein Lebenswerk, die Beschäftigung mit den Rhythmen des Lebens.

1945 mußte Hermann Swoboda mitansehen, wie die Originale seiner Forschungsunterlagen von russischen Truppen konfisziert wurden, die Wien Ende des Zweiten

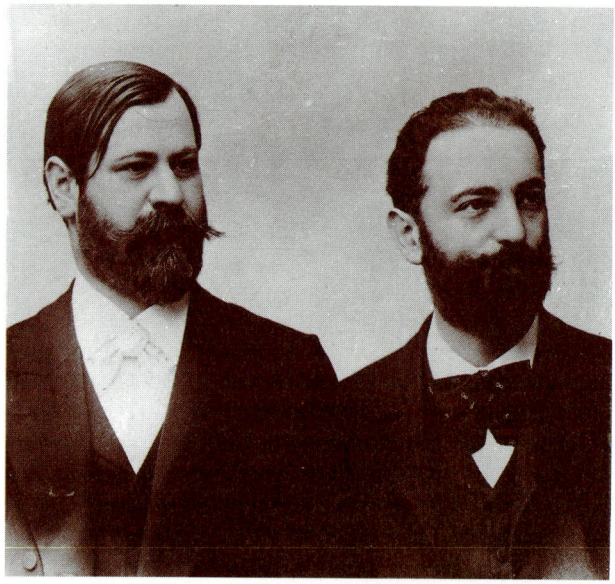

Dr. Sigmund Freud (links), Begründer der Psychoanalyse, und Dr. Wilhelm Fließ (rechts), der als erster die Biorhythmus-Zyklen beobachtete. Das Foto entstand um 1890.

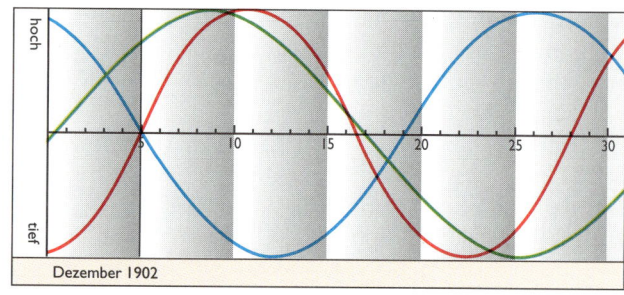

Fallstudie: **Wilhelm Fließ**, *5. Dezember 1902*

Fließ wurde am 24. Oktober 1859 geboren. Um den 5. Dezember herum (KKH) schrieb ein unglücklicher Fließ Freud nach langer Sendepause wieder. Dadurch flammte der Streit zwischen den beiden wieder auf.

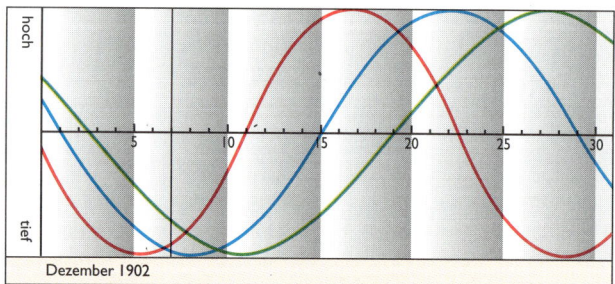

Fallstudie: **Sigmund Freud**, *7. Dezember 1902*

Freud wurde am 6. Mai 1856 geboren. Fließ' Tochter war tot zur Welt gekommen, und Freud richtete ein knappes Beileidsschreiben an ihn. Seine Biorhythmen waren TTT.

Die Beziehung zwischen Fließ und Freud ist eine faszinierende Studie. Fließ, der Introvertierte, war geistig gründlicher, während der extrovertierte Freud viele ihrer Ideen umsetzen konnte. Ihre körperliche Kompatibilität betrug 91 Prozent (Konkurrenten), seelisch 51 Prozent und geistig 27 Prozent (wenn einer intuitiv handelte, war der andere praktisch veranlagt). Nach ihrem Streit verfiel Fließ in eine Zeit der Depression, in der er wie besessen arbeitete, während Freud immer berühmter wurde. Einige sind der Ansicht, daß keiner der beiden Männer ohne diese stimulierende Partnerschaft so erfolgreich geworden wäre.

Weltkriegs besetzt hatten. Bis zu seinem Tod im Jahr 1963 war er immer noch im Glauben, seine Forschungsunterlagen seien unwiederbringlich verloren, aber heute sieht es anders aus. Sie kamen nach Moskau, wo sie ungeöffnet bis 1959 lagen und dann in die ehemalige DDR geschickt wurden (siehe Seite 20).

In den dreißiger Jahren erwachte das Interesse an Biorhythmen in den USA und Kanada erneut, und es wurde eine berühmte Studie in Auftrag gegeben, die unter dem Namen Hersey Railway Study bekannt wurde (siehe Seite 20).

### Geistiger Zyklus

In den zwanziger Jahren beobachtete Alfred Teltscher, Professor für Ingenieurwesen an der Universität Innsbruck, Österreich, den geistigen Zyklus und beschrieb ihn.

Teltscher hatte sich gefragt, warum die Leistungen bestimmter Menschen von Tag zu Tag so beträchtlich schwankten; sogar seine intelligentesten Studenten benahmen sich manchmal total daneben. Er führte täglich Buch über ihre Leistungen und konnte anhand dieser Aufzeichnungen die Behauptung aufstellen, daß es beim Menschen einen geistigen Zyklus gab. Die Existenz dieses Zyklus ist mittlerweile erwiesen, ebenso der Zusammenhang mit den Sekretionen der Schilddrüse und anderer Drüsen. Im allgemeinen läßt er sich klinisch erst mit Beginn der Pubertät feststellen.

### Biorhythmus-Geräte

In den dreißiger Jahren dachte sich Alfred Judt, ein Bremer Ingenieur, Tabellen zur Berechnung von Biorhythmen einschließlich des geistigen Zyklus aus. Es handelt

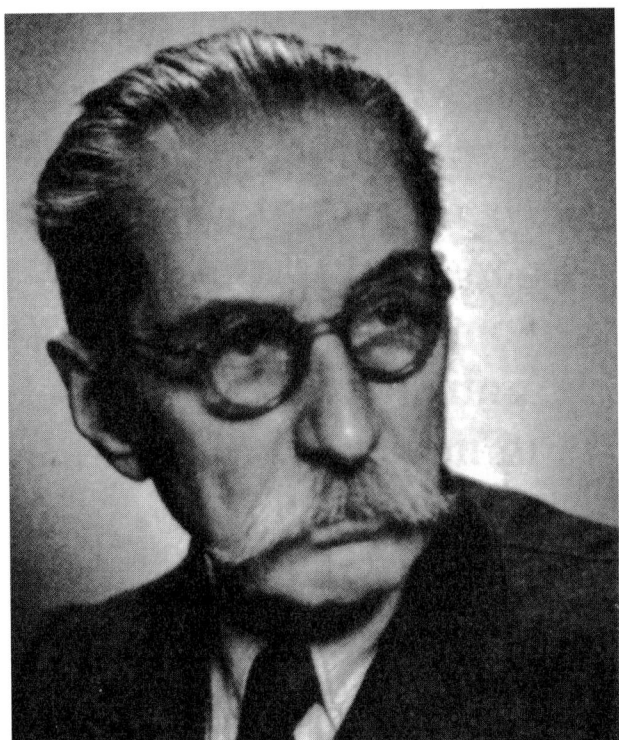

Hermann Swoboda (1873-1963) erhielt von der Stadt Wien eine Ehrenmedaille für seine Arbeit über Biorhythmen.

sich hierbei um die erste bekannte Berechnungshilfe, obwohl Hermann Swoboda schon früher eine Art Rechenschieber entworfen hatte, der kritische Tage im körperlichen und seelischen Biorhythmus anzeigte. Der Schweizer Ingenieur Hans Früh erfand die erste Maschine zur Berechnung von Biorhythmen, und die Schweizer Firma Certina fertigte die erste Biorhythmus-Uhr, die bis in die siebziger Jahre hergestellt wurde.

Im Jahr 1980 entwickelte die London Biorhythm Company das Biorhythmus-Rad, das die Biorhythmen anzeigt.

# Moderne Entwicklungen

Nach dem Zweiten Weltkrieg zeigte sich der wahre Wert der Studien und die Anwendung von Biorhythmen auf das Alltagsleben, einschließlich Arbeitswelt und Beziehungen.

### Von den vierziger Jahren bis zu den sechziger Jahren

**1945:** Die Biorhythmen fanden größere Akzeptanz, als Reader's Digest in den USA einen der ersten populären Artikel zu diesem Thema abdruckte, der sich weitgehend auf die Hersey Railway Studie stützte (siehe Seite 20).

**50er bis 60er Jahre:** Georg Thommen, ein Schweizer Unternehmer, machte die Biorhythmen in Amerika bekannt. Später arbeitete er dann mit Bernard Gittelson zusammen, der einen Bestseller über das Thema schrieb. Einige Jahre lang gaben sie einen internationalen Biorhythmus-Newsletter heraus.

**1953:** Im Koreakrieg begann Dr. Philippe A. Costin, der spätere Direktor des Medical Service for the Canadian Armed Forces (Medizinischer Dienst der kanadischen Armee, Anm. d. Übersetzerin), Statistiken über Biorhythmen zu sammeln. Ein Großteil seiner Forschungsarbeit betraf das Militär. Vier von fünf Todesfällen bei Militäraktionen ereigneten sich an körperlich kritischen Tagen. (Ein frühes Beispiel aus dem Militärbereich siehe das Rhythmogramm von König Richard Löwenherz, gegenüberliegende Seite). Dr. Costin begründete die International Biorhythm Association und wurde später deren Vorsitzender. Mehr als dreißig Jahre hat er sich mit diesem Thema beschäftigt.

Die Verbreitung der Biorhythmen in der Öffentlichkeit führte dazu, daß ein Busunternehmen in Kitchener, Ontario, seine Unfallquote um 60 Prozent verringern konnte, wenn es sich der Biorhythmen bediente. Unternehmen wie Gulf Canada führten sie ebenfalls ein.

**60er Jahre:** Die Zahl der Studien über Biorhythmen nahm zu. Sie fanden in Japan und anderen Ländern am Pazifik weite Verbreitung.

Professor Dr. Kichinosuke Tatai brachte die Beschäftigung mit Biorhythmen nach Japan. Er hatte sich mit dem Thema während seiner Studienzeit an der Harvard School for Public Health befaßt und war von den positiven Ergebnissen so beeindruckt, daß er in Tokio das Japan Biorhythm Laboratory (JBL) gründete.

Seither sind in Japan Hunderte von Studien durchgeführt worden, darunter solche, die mit Hilfe der Biorhythmus-Kompatibilität die Produktion am Arbeitsplatz verbessern helfen, und solche, durch die unter dem Motto »Vorwarnung ist die halbe Gesundheit« Arbeits- und Autounfällen vorgebeugt werden soll.

Als die Anwendung von Biorhythmen in Japan weitere Verbreitung fand, nahm die Zahl der Auto- und Arbeitsunfälle ab, in manchen Fällen um bis zu 80 Prozent. Verständlicherweise weckte dies das Interesse der großen Versicherungsunternehmen, denn dadurch konnten sie Schadensersatzforderungen vermeiden. Ein Teil dieser Einsparungen schlug sich in niedrigeren Versicherungsbeiträgen nieder, ein Teil wiederum wurde in Biorhythmus-Forschungsvorhaben investiert, die einen Boom erlebten. Dadurch erhöhte sich das Potential der Biorhythmen, und man kombinierte sie mit Autogenem Training am JBL, und über Amerika kamen sie wieder zurück nach Europa.

So wurden also die Biorhythmen mit dem Autogenen Training verknüpft. Mir persönlich gefällt diese Verbindung nicht, weil ich glaube, sie zerstört die Originalität.

Andererseits gebe ich zu, daß die Methode den gewünschten Effekt hat. Meine ganz persönliche Meinung dazu ist, daß die Verbindung der beiden Disziplinen an Gehirnwäsche erinnert; das aber mag ein kultureller Unterschied sein.

**1961:** Swobodas Original-Forschungsunterlagen waren nach Moskau gelangt, wo sie bis etwa 1959 ungeöffnet lagen. Sie wurden dann nach Ostberlin geschickt und dort übersetzt. 1961 interessierten sich die ostdeutschen Behörden sehr für Biorhythmen, und mehrere Thesen wurden zu diesem Thema veröffentlicht. Man hat mir gesagt, daß die Originale immer noch in den alten Stasi-Archiven in Berlin liegen. Vielleicht wird man sie eines Tages veröffentlichen oder nach Österreich zurücksenden.

Von der DDR aus verbreitete sich das Wissen von den Biorhythmen in ganz Osteuropa. In Westeuropa wurde das Leben zunehmend von asiatischen Philosophien beeinflußt. Die Beatles reisten nach Indien auf der Suche nach persönlichem Wachstum. Die Lebensweise der Hippies und ein naturgemäßes Leben kamen in Mode. Das Wiederauftauchen der Biorhythmen paßte genau in diese Lücke.

Biorhythmen waren beliebt, aber das »Establishment« war entschlossen, sie auszuschalten. Freunde von mir, die Ärzte sind, wurden von der Hierarchie und – in geringerem Ausmaß – von der etablierten Wissenschaft angeprangert. Gott sei Dank haben sich die Zeiten geändert. Heute gibt es in Großbritannien eine Ärztevereinigung und eine Anlaufstelle für Biorhythmen – mich.

**1965:** Eine Studie des deutschen Polizisten Max Steves wurde in der Polizeizeitung veröffentlicht und fand auch in auflagenstarken Zeitschriften Anklang. Er analysierte die Biorhythmen von 1200 Autofahrern, die in Verkehrsunfälle verwickelt waren, und fand heraus, daß 648 (54 Prozent) der Unfälle an kritischen Tagen passierten; außerdem ereigneten sich von den verbleibenden 46 Prozent doppelt so viele in einer biorhythmischen Tiefphase als in einer Hochphase.

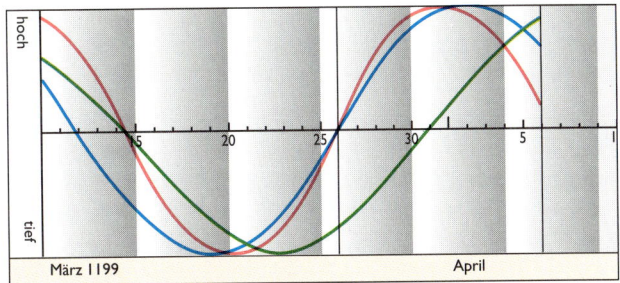

März 1199 / April

Fallstudie: **Richard I., »Richard Löwenherz«, 26. März, 6. April 1199**

Richard I., König von England und Herrscher über einige Gebiete in Frankreich, wurde am 8. September 1157 als dritter Sohn von Heinrich II. und Eleonore von Poitou geboren. 1189 bestieg er den englischen Thron und erbte einige französische Ländereien. Er nahm an den Kreuzzügen teil und unternahm mehrere Feldzüge auf »französischem« Boden, um die gegen ihn rebellierenden Adligen zu unterwerfen. Bei dem Versuch, die Belagerung des Schlosses von Châlus zu durchbrechen, griff er die Stadt an, ohne sich selbst zu schützen, und wurde von einem Pfeil an der Schulter verwundet. Wie bei den meisten heutigen Militärunfällen geschah das an einem körperlich kritischen Tag (KKT). Richard starb an seinem nächsten körperlich kritischen Tag (KHH).

Ich glaube, das ist das früheste Beispiel für ein historisches Rhythmogramm. Um es zu erstellen, mußte ich mich zuerst in die Feinheiten des französischen mittelalterlichen Kalenders einarbeiten.

Das geschilderte Biorhythmus-Muster findet sich auch häufig bei Motorradunfällen, wenn der Fahrer unnötig riskant fährt. Das trifft besonders auf junge Menschen zu, die oft in unübersichtlichen Situationen überholen.

Ein Beispiel aus jüngster Zeit: Als Premierminister John Major 1995 sich der Herausforderung einer Wiederwahl zum Vorsitzenden der Konservativen Partei stellte und damit sein Amt als Premierminister aufs Spiel setzte, waren seine Biorhythmen fast identisch mit denen Richards I., siehe oben (KHH).

## 70er Jahre bis 90er Jahre

**70er Jahre:** Besonders in den USA gab es viele Forschungsstudien, die teils positiv, teils negativ gehalten waren. 1973 brachten dort Professor Harold R. Willis und seine Kollegen am Missouri Southern State College den körperlichen Biorhythmus mit dem autonomen Nervensystem des Menschen in Zusammenhang (das unsere Reaktionsgeschwindigkeit steuert).

Untersuchungen der US Naval Postgraduate School in Monterey, Kalifornien, bestätigten viele Ergebnisse der Biorhythmus-Forschung. Dr. Douglas E. Neil hat über seine Forschungsarbeiten mehrere Beiträge verfaßt, von denen Exemplare erhältlich sind. Dank seiner Stellung konnte er den Fast Fourier Transform (FFT) zur Analyse seiner Forschungsergebnisse nutzen, die hauptsächlich zugunsten der Biorhythmen ausfielen. 1976 stand das FFT in der Computertechnologie an erster Stelle (unter einer Fourier-Analyse bzw. harmonischen Analyse versteht man speziell in der Schwingungslehre die Zerlegung einer Schwingung in ihre harmonischen = sinusförmigen Teilschwingungen, Anm. d. Übersetzerin).

**1978:** Die Behörden der UdSSR bekundeten ihr Interesse an Biorhythmus-Forschungen. Die Associated Press berief sich auf die *Prawda*, die offizielle staatliche Zeitung, als Quelle für einen Bericht, daß eine Untersuchung von 5000 Taxifahrern in Verbindung mit Biorhythmus-Forschungen im Gang sei. Die Ergebnisse wurden jedoch nie veröffentlicht.

**1979:** Die Zeitung *The London Evening News* und der Greater London Coucil initiierten eine umfangreiche Untersuchung über den Zusammenhang zwischen Autounfällen und Biorhythmen.

Der Nottingham County Council gab eine ähnliche Untersuchung von 50000 freiwilligen Autofahrern in Auftrag, die jeweils einen Monat lang persönliche Aufzeichnungen machten, die dann von den Forschern ausgewertet wurden. Die Ergebnisse lagen erst sieben Jahre später vor und sprachen im großen und ganzen für Biorhythmen.

**1980:** Gründung der London Biorhythm Company; 1983 ein Internationaler Newsletter wird herausgegeben.

**1981:** *The Nursing Times*, London, veröffentlicht zwei ganzseitige Artikel über Biorhythmen, die ein hochqualifizierter Arzt unter einem Pseudonym verfaßt hatte.

**80er Jahre:** An einigen Universitäten Großbritanniens werden Biorhythmen ins Studienprogramm für Psychologie aufgenommen. Die Zahl nimmt ständig zu.

**1983:** Die ersten umfangreicheren Untersuchungen der London Biorhythm Company beschäftigen sich mit Iren im Hungerstreik. Eine Kurzfassung dieser Untersuchung wird in *The Vegetarian* veröffentlicht. Die vollständige Version ist auf Anfrage erhältlich.

**1989:** Auf dem 16. Weltkongreß für Aktuelle Medizin in Athen wurde berichtet, daß in vielen Ländern Doktorarbeiten über Untersuchungen zu Biorhythmen geschrieben würden. Ich lernte einen Biorhythmus-Experten aus dem entfernten Rumänien kennen, was mich sehr verwunderte. Eine Ungarin, die heute in Australien lebt, bestätigte, daß sie früher, als sie noch in der Atomindustrie arbeitete, je nach ihren Biorhythmen zur Arbeit eingeteilt wurde, damit sie an kritischen Tagen nicht in Risikobereichen arbeiten mußte.

**90er Jahre:** Biorhythmik wird in vielen führenden Krankenhäusern Großbritanniens eingesetzt und unterrichtet.

**1993:** The London Biorhythm Company führt eine Untersuchung zu Todesfällen in Gefängnissen in England und Wales durch mit dem Ziel, das Wissen um die Biorhythmen bei der Selbstmordprävention einzusetzen.

Viele unnötige Tragödien könnten damit vermieden werden.

## Heute

In Japan sind die Biorhythmen mittlerweile fester Bestandteil der Kultur. Große Versicherungsunternehmen, Flug- und Transportgesellschaften, große Industriebetriebe und sogar die Polizei bringen ihren Mitarbeitern bei, auf kritische Tage zu achten. Einige Versicherungsgesellschaften verteilen sogar kostenlos Bio-Rhythmogramme im Rahmen ihrer »Sozialpolitik«.

Deutsche und Schweizer forschen weiterhin auf diesem Gebiet und versuchen ihre Ergebnisse umzusetzen.

In den USA bei der United Airlines und anderen Fluggesellschaften wird zur Beurteilung des Personals ein ständig größer werdendes Biorhythmus-Programm eingesetzt. Andere bedeutende Unternehmen erforschen die Zyklen und machen sie sich zur Unfallreduzierung und Leistungsverbesserung zunutze. Sportpsychologie und Biorhythmik sind ein schnell expandierendes Forschungsfeld.

## Methoden zur Berechnung

### Das Biorhythmus-Rad

Mit dem Rad, das zum Biorhythmus-Set gehört, lassen sich die Biorhythmen am einfachsten und zuverlässigsten berechnen. Man kann es bei jedem Menschen und für jedes beliebige Jahr anwenden. Zur Kontrolle können Sie auch die mathematische Berechnung unten anwenden.

### Mathematische Berechnung

Damit verstehen Sie die Grundlagen der Biorhythmik besser, oder Sie können damit eine Berechnung zweimal überprüfen.

Methode: Multiplizieren Sie die Gesamtanzahl der gelebten Jahre mit 365 (Tagen). Addieren Sie für jedes gelebte Schaltjahr (siehe Schaltjahr-Tabelle, Seite 25) einen Tag hinzu. Zählen Sie die zusätzlichen Tage des laufenden Jahres einschließlich des Tages, für den Ihre Berechnung gilt, dazu. Teilen Sie diese Gesamtzahl durch die Anzahl der Tage in jedem Zyklenturnus: dreiundzwanzig für den körperlichen, achtundzwanzig für den seelischen und dreiunddreißig für den geistigen Zyklus. Sie können Ihre Biorhythmen auch jeden Tag auf Millimeterpapier übertragen.

## Computer und Biorhythmen

Unser Leben und die Biorhythmen sind heute von Computern abhängig. Es gibt entsprechende Programme, aber sind sie auch zuverlässig? 1992 erstellte ein Akademiker an der Universität von Ulster, Nordirland, ein unabhängiges Gutachten über kommerzielle Programme. Dabei kam heraus, daß drei der fünf getesteten Programme unzuverlässig waren – einige davon zeigten sogar offensichtlich willkürliche Zahlen an. Außerdem nehmen viele Computerprogramme und besonders Spezialrechner derzeit nur Daten zwischen 1900 und 1999 an.

## Schlußbemerkung

Inzwischen wird die Biorhythmik mehr akzeptiert als noch vor 100 Jahren. Man hat erkannt, daß sie unser Leben verbessern kann, da wir immer mehr in Einklang mit uns selbst und anderen leben. In jedem Leben gibt es gute und schlechte, aktive und ruhige Tage. Mit den Biorhythmen können wir entspannen und die Ruhezeiten genießen und uns auf die erfolgreichen guten Zeiten konzentrieren, die vor uns liegen.

# Die London Biorhythm Company

1980 gründete ich The London Biorhythm Company, eine unabhängige Einrichtung, die die Anlaufstelle der British Medical Association für Informationen zum Thema Biorhythmik ist. Eines der Hauptanliegen der Gesellschaft ist, Material dafür zu sammeln, daß Biorhythmen zuverlässig Verhaltensmuster in unserem Leben widerspiegeln. Die Einrichtung verkauft auch verschiedene Artikel über Biorhythmik im Original mit Übersetzungen in europäische Sprachen.

Unsere Sammlung von Briefen und Fragebögen ist weltweit sicher die größte Quelle für derartige Informationen über Biorhythmik. Wir lesen und kategorisieren alle Briefe, die wir erhalten, und berechnen die Angaben, um die Biorhythmen herauszufinden, und speichern sie für spätere Zwecke.

Jeder Einzelfall hilft uns, die Biorhythmus-Muster und ihre Wirkungsweise zu verstehen. Viele Auswirkungen sind in diesem Buch beschrieben, von anderen müssen Sie sich anhand der dargestellten Prinzipien selbst ein Bild machen. Wir können nicht jede Eventualität abdecken, und Sie sollten bei der Interpretation der Biorhythmen auch Ihren gesunden Menschenverstand zu Wort kommen lassen.

Nach der Lektüre dieses Buches möchten Sie uns vielleicht schreiben. Wir freuen uns immer über Eindrücke oder Einzelheiten von Ereignissen, die Sie interessant finden. Wir können Ihnen einen Fragebogen zusenden, in dem Sie die Umstände eines Ereignisses eintragen können, die Ihrer Meinung nach etwas mit Biorhythmen zu tun haben. Dadurch erhalten wir die gesuchten Informationen, aber schreiben Sie ruhig über alles, was Ihnen wichtig erscheint. Denken Sie bei Ihrem Schreiben daran, daß wir das Geburtsdatum der betreffenden Person und das genaue Datum des Ereignisses benötigen.

Wir versuchen, alle Briefe zu beantworten, und manchmal können wir Hilfe oder Ratschläge geben. Bei den zurückgesandten Fragebögen kommen viel mehr Unfälle an kritischen Tagen vor als bei denen anderer Forschungsgruppen, aber die Menschen, die uns antworten, haben selbst entschieden, die Fragebögen auszufüllen, stellen also keine offene Gruppe dar.

## Der aktuelle Forschungsstand

Wir haben eine große Untersuchung über Biorhythmus-Forschung und Selbstmorde vorgenommen und arbeiten mit dem Institut für Gerichtliche Medizin der Universität Innsbruck zusammen.

Besonderes Augenmerk legen wir auf die Bereiche Impfstoffschäden und Reaktionen auf Impfungen, wiederkehrende Depression und Tinnitus.

Ein anderes interessantes Gebiet sind negative Reaktionen bei Haustieren – beispielsweise, wenn brave Hunde plötzlich zubeißen. Ich bin mittlerweile überzeugt, daß Tiere unsere Stimmungsveränderungen spüren und so unsere kritischen Tage spitzkriegen. Wir arbeiten an einem Projekt mit der Post, die uns massenweise entsprechendes Zahlenmaterial liefert.

Die London Biorhythm Company hält eine Reihe von Biorhythmus-Produkten bereit. Bitte fordern Sie ein kostenloses Rhythmogramm und Erklärungen oder einen Fragebogen oder Einzelheiten zu Produkten oder eine Preisliste an. Legen Sie einen frankierten Rückumschlag bei. Nach Terminabsprache führen wir auch Gruppengespräche durch.

## Die Autorin

Jacyntha Crawley hat sich viele Jahre, zunächst hobbymäßig, mit Biorhythmen beschäftigt. 1980 gründete sie The London Biorhythm Company. Rückblickend erkennt sie heute, daß dies in einer HTH-Phase geschah und ihr die Idee dazu an einem HTK-Tag kam.

Ihr Ziel war es, die Biorhythmus-Forschung gründlich zu analysieren und der Öffentlichkeit Biorhythmus-Produkte zugänglich zu machen. Seit dieser Zeit hat sie neue Forschungen zu diesem Thema initiiert und das Biorhythmus-Rad entwickelt, mit dem man den Biorhythmus leichter berechnen kann. Dafür erhielt die Gesellschaft eine Subvention von der DTI Enterprise Initiative.

Im Lauf der Jahre war Frau Crawley in Radiosendern in London und Großbritannien zu hören und trat auch schon im Fernsehen auf. Sie schrieb Beiträge für *The Reader's Digest Dictionary of Alternative Medicine*, der in mehrere Sprachen übersetzt wurde. Viele Zeitschriften und Zeitungen in mehreren Ländern haben über ihre Arbeit berichtet.

Jacyntha ist vielseitig interessiert: an alternativer Medizin, Menschenrechten und der Förderung einer offenen, verantwortlichen Regierung. Sie half mit beim Aufbau der Wohltätigkeitsorganisation Age-Link, einem Ableger der London InterVarsity Club's (IVC) Community Service Section, die sie gegründet hat.

Sie hat das Recycling-Programm GLUG, ein Car-Sharing-Projekt und eine von Freiwilligen geführte Cafeteria namens Burnt Offerings ins Leben gerufen.

Praktischer Umweltschutz ist von großem Interesse. Dazu gehört beispielsweise auch der Abriß einer Segelfabrik in den Londoner Docklands, die in einem Museum originalgetreu wiederaufgebaut wurde. Jacyntha Crawley hat freiwillig auf Guernsey, den Hebriden und auf Fair Isle gearbeitet, um die erste Windmühle zur Erzeugung von Strom für Privathaushalte anzuschließen. Sie wohnt in Surrey, wo sie sich an Gemeindeprojekten beteiligt.

## Hinweise und Adressen

**Bachblüten.** *Rescue Remedy* (Notfall-Tropfen) glättet die Wirkungen jeder beliebigen Kombination von kritischen Tagen oder biorhythmischen Tiefs. Andere empfehlenswerte Blütenkombinationen sind *Cerato* und *Clematis* für körperlich kritische Tage; *Aspen* und *Gentian* für seelisch kritische Tage; *White Chestnut* und *Wild Oat* für geistig kritische Tage. Sie haben keine negativen Nebenwirkungen. Informationen vom Institut für Bach-Blütentherapie, Mechthild Scheffer, Lippmannstr. 57, 22769 Hamburg.

**Adressen der größten Heilpraktiker-Dachverbände**
Heilpraktiker-Fachverband (FVDH), Sonnenstr. 19, 80331 München,
Tel.: 089/592451, Fax: 089/553489

Freie Heilpraktiker e. V., Sternwartstr. 42, 40273 Düsseldorf
Tel.: 0211/725777 bzw. 726884
Union Deutscher Heilpraktiker, Ipfweg 5, 73614 Schorndorf,
Tel.: 07181/62846
Verband Deutscher Heilpraktiker, Ernst-Grothe-Str. 13, 30916 Isernhagen
Tel.: 0511/61828
Fachverband Deutscher Heilpraktiker, Maarweg 10, 53123 Bonn
Tel.: 0228/611049

## Ausgewählte Literatur

Anderson, R.K., – Man's Timing Mechanism. Park Ridge, Illinois, American Society of Safety Engineers, 1972.

Aschoff, J., Circadian Systems in Man and Their Implications, *Hospital Practice*, Mai 1976, Seite 51-70.

Bennet, G., *Beyond Endurance. Survival at the Extremes*, London, Secker and Warburg, 1983.

Brady, T., Biorhythm What? *TAC ATTACK*, Langley, West Virginia, Langley Air Force Base, März 1972.

*Biological Rhythms in Psychiatry and Medicine.* Department of Health and Education Welfare, National Institute of Mental Health, 5600 Fishers Lane, Rockville, Maryland 20852. Beschreibung der meisten menschlichen Zyklen. Kostenloses Exemplar auf Anfrage erhältlich.

Caravias-Graas, N., *The Calendar*. Ursprünglich auf Deutsch erschienen (*Der Kalender*) 1920; Athen 1977. Jetzt auch auf Englisch, Französisch, Deutsch, Griechisch und Spanisch. Erhältlich bei der London Biorhythm Company.

Case, J., *Predictive Powers in Biorhythm Analysis in the Performance of Football Players*. Joplin, Missouri, Missouri State Southern College, 1972.

Cooper, W. und Smith, T., *Human Potential*. Newton Abbot, Devon, David and Charles, 1981.

*Eating Behaviour: Preferences, Consumption, Patterns and Biorhythms*. Natick, Massachusetts, USA. US Army Research and Development, Food Sciences Laboratories Technical Report (contract DAAK03-74-c-0233), 1978.

Freud, Sigmund, *Briefe an Wilhelm Fließ 1887-1904*, Frankfurt 1986.

Gardner, Martin, *Mathematischer Karneval*, Berlin 1985.

Gatty, Ronald, *The Body Clock Diet*. New York, Simon & Schuster; London, Victor Golancz, 1978; Taschenbuchausgabe 1982.

Gross, H.M., *Biorhythms*. Erstausgabe auf Deutsch. Englische Übersetzung Albuquerque, New Mexico, Motivation Development Center, 1975.

Halberg, F., Implications of Biological Rhythms for Clinical Practice, *Hospital Practice*, Januar 1977, Seite 139-149.

Johnson, C., *Fasting, Longevity and Immortality*. Erhältlich bei Survival, Turkey Hills, Haddam, Connecticut 06438, oder von The London Biorhythm Company.

*Journal of Interdisciplinary Cycle Research*. Amsterdam, Niederlande, Elsevir Quarterly.

Lagrifa, M., *Connaissez vos Biorythmes pour réussir*, Paris, Editions de Vecchi, 1989 (nur auf Französisch erhältlich).

Luce, G.G., *Biological Rhythms in the Human and Animal Physiology*. New York, Dover, 1971. Der Verfasser ist ein führender Experte, und sein Buch ist eine klassische Studie.

Luce, G.G., *Bodytime: Psychological Rhythms and Social Stress*. New York, Pantheon, 1971. Informativ und unterhaltsam.

McKenna, F.P., The human factor in driving accidents. An overview of approaches and problems. Cambridge Universitiy, Applied Psychology Unit, CB2 2BF. Exemplar auf Anfrage erhältlich.

Neil, D., Giannotti, L. und Wyatt, T., Statistical Analysis of the Theory of Biorhythms. Monterey, California, Naval Postgraduate School (unveröffentlicht). Exemplar auf Anfrage.

Nelson, D.J., und Colville, D.H., *Life Force in the Great Pyramids*. Marina Del Ray, California, De Vorss and Company, 1977. Mit Kapiteln zu Biorhythmen.

Palmer, P., The effect of biorhythms on road accidents. Crowthorne, Berkshire, UK Department of Transport, 1979. Exemplar auf Anfrage.

Ruperti, Alexander, *Kosmische Zyklen. Planetarische Muster des Wachstums*, Bad Oldesloe 1989 (Verlag Hier und Jetzt).

Saltarini, H., Bioritmo. Mailand, SIAD Edizioni, 1977 (nur auf Italienisch).

Swain, A.D., Altman, J.W. und Rock, L.W.jr., Human Error Qualification. Albuquerque, New Mexico, Sandia Corporation, 1963.

Tatai, Professor Kichinosuke, *Biorhythms for Living*. Tokio, Japan Corporation Inc., 1977. Begründer der Japanischen Gesellschaft für Biorhythmus.

– derselbe, *Biorhythm for Health Design*. Tokio, Japan Corporation Inc., 1977. Mit einer Beschreibung der Techniken des Autogenen Trainings.

Thommen, G.S., *Is This Your Day?* New York, Crown, 1973.

Tittmar, H.G., Supervisor unterschiedlicher Thesen. Department of Psychology, University of Ulster, Northern Ireland. Exemplar auf Anfrage. Setzt Biorhythmen als Sportpsychologe bis zu Olympianiveau ein.

Tope, O., *Biorhythmische Einflüsse und ihre Auswirkung in Fuhrparkbetrieben*. Hannover, Sonderdruck: Städtehygiene 9/1956.

Willis, H.R., Biorhythms and Its Relationship to Human Error. Zum 16. Jahrestreffen der Human Factors Society. Santa Monica, California, 1972.

von Dürckheim, K.G., *Hara – Die Erdmitte des Menschen*, München [10]1983.

# Register

## Bildnachweis

Wir danken allen Rechteinhabern und Verlagen für die freundliche Erlaubnis zu Nachdruck und Abbildung der Fotos in diesem Buch. Trotz intensiver Bemühungen war es uns nicht möglich, alle Rechteinhaber zu ermitteln. Wir bitten diese, sich direkt an den Verlag (Eddison Sadd) zu wenden.

The Bridgeman Art Library/Courtauld Institute Galleries 58; Camera Press 44, 50, 51; Liz Eddison 22,63, 73; Mary Evans 48; 102; The Freud Museum, London 7; Hulton Deutsch 45, 70; JS Library International 42; The Kobal Collection 43; The Mansell Collection 47; Rex Features 46, 72, Rückseite; Spacecharts 52, 53; Tony Stone Images 55 (Penny Gentieu), 61 (Bruce Ayres), 94; Zefa 8, 19, 21, 40, 59, 64, 66, 84, 86, 87, 89, 90, 92, 95, 96, 97, 99, 100.

Das Foto auf Seite 103 ist dem Buch Is This Your Day? von George Thommen, New York, 1973, entnommen.

## Danksagungen

Für ihre Unterstützung und ihre Ermutigung danke ich meiner Mutter und Ian Moseley, Seamus Considine, John Dolby, Stephen Dolby, Dr. Keith Jolles, Pauline McGill (verstorben), Christopher Peat, Dr. Heinz Tittmar und hilfreichen Freunden von Mensa. Ich möchte mich ebenfalls für die Hilfe der DTI Enterprise Initiative und Wharmby Associates bedanken. Zu guter Letzt danke ich auch meinem Herausgeber, Pat Pierce, für seinen fachlichen Beitrag zu diesem Buch.